用磁波消除疲勞失眠
有效止痛，改善憂鬱、失智症

照照大腦

根治病痛

美．日精神科執照醫師／醫學博士
久賀谷 亮◎著
藍嘉楹◎譯

唐子俊診所院長
唐子俊◎審訂

推薦序

邁向腦科學時代，迎接身心症的精準治療

大腦是人體最神祕的器官，我們所有的情緒、知覺、思考、行為都源自大腦，對它的認識卻極其有限。直到一九九〇年代功能性磁振造影技術誕生，我們終於有機會一窺大腦執行特定任務時所運用的「腦區」與「神經迴路」。神經科學的蓬勃發展，也引領臨床工作者在二十一世紀進入了「腦科學時代」。

隨著腦科學時代來臨，身心症治療也出現了躍進式的發展。以憂鬱症為例，雖然藥物仍是目前最常見的療法，其「全腦」及「全身」的作用方式顯然不夠精準，導致療效不盡理想，也帶來諸多令人困擾的副作用。能精準活化失調腦區的「腦刺激治療」因此應運而生，其中，「經顱磁刺激術」（Transcranial Magmetic Stimulation，縮寫為ＴＭＳ）就是本書的主角。

ＴＭＳ係利用強力的磁場改變腦細胞活性，從而改善憂鬱症狀。早在二〇〇八年美國食品藥物管理署即核准ＴＭＳ用於對藥物反應不佳的「難治型憂鬱症」。經過精神醫學界多年的努力，台灣終於在二〇一八年四月通過ＴＭＳ在憂鬱症的臨床使用，目前已有越來越多的醫療院所提供ＴＭＳ治療，民眾對此療法的興趣也日漸提升，久賀谷醫師這本《照照大腦，根治病痛》來得正是時候。

久賀谷醫師為美國神經暨精神專科醫師，曾於耶魯大學從事腦科學研究多年。二〇一〇年在洛杉磯開設了「TransHope Medical（久賀谷 心的診所）」，主要的治療方法即是ＴＭＳ。難能可貴的是，久賀谷醫師對於近年來受到高度關注的正念認知治療（mindfulness-based cognitive therapy）也非常嫻熟，著有《最高休息法》（悅知文化）等暢銷書，介紹正念如何改善大腦運作。結合腦刺激與正念來協助身心症患者，是久賀谷醫師的理念，恰巧與筆者多年來的研究與臨床焦點不謀而合。與久賀谷醫師曾有一面之緣，對他瀟灑的風度與專業上的熱情，留下深刻印象。而對彼此診所理念相似之處，也感受到一份志同道合的喜悅。

本書以深入淺出的方式介紹多種身心疾病的腦科學基礎，並帶領大家循序漸進了解TMS的原理與臨床應用，最後更畫龍點睛地引導讀者運用正念找回大腦平衡。久賀谷醫師談的是最新的醫學知識，卻運用輕鬆幽默的筆調，加上生動活潑的案例分享，讀來令人津津有味，絕對不會生澀難解。

TMS是一項與時俱進的新技術，也需要與藥物及心理治療充分整合，才能發揮最佳效果。謹代表「台灣TMS整合治療聯盟」誠摯推薦您這本身心症腦刺激治療的絕佳入門專書。

台灣TMS整合治療聯盟召集人／振芝心身醫學診所院長　洪敬倫

前言

「就像按下腦部重新設定鍵般穩定的治療」《洛杉磯時報》

目前備受世界注目，透過「整腦」以改善身體不適的醫療。

「明明找不到明顯的問題，就是無法改善身體的疼痛」

「雖然已充分休息，依然覺得疲勞」

「服用醫院開的藥後，身體的狀況還是沒好轉」

我想，曾經苦惱於上述身體不適的人一定不在少數。

過去，這些都被當作原因不明的症狀，無法進行有效的治療。

但是，近幾年釐清了這些不適的原因。

產生這些「疼痛」「疲倦」「低潮」的原因，不是因為身體，而是「腦部」出了問題。

因此，為了改善這些症狀，必須從「整腦」下手。

目前超過半數的人，有望擺脫以往無法治好的症狀。

目前我在洛杉磯南灣的身心診所「Trans Hope Medical」擔任院長。

我曾經在美國耶魯大學醫學院的神經科研究最先進的腦部科學，也引進「整腦」作為治療的一部分。

目前，「整腦」治療法的成效在美國已大有進展，也引起熱烈的迴響。這股「風潮」也持續擴大到歐洲、亞洲、南美等地。

「整腦」最先進的治療法是使用「TMS（經顱磁刺激術）」的機器。透過這項治療，許多以往效果不佳的症狀，確實都得到了改善。另一項受到注目的方法是正念療法。正念療法目前也頻繁應用於醫療上。

TMS治療和正念療法之所以受到全世界的注目，其背景與「腦科學」的進步有關。透過研究，我們已逐步釐清負責感受身體不適的腦，與身體間的關係。

在美國和歐洲等世界各地引起眾多迴響的「TMS治療」，具體而言究竟是何種治療呢？為了讓各位了解這種治療法可發揮的效果，我將以「疼痛」為例，為各位簡單介紹。

身體的「疼痛」由大腦感知，但大腦本身會產生變化。持續不斷的疼痛會導致大腦的某部分陷入失衡，引起更多「疼痛」。

TMS治療的目的便是整理大腦失衡的部位，恢復平衡。透過磁波的作用，可以抑制過度活絡的腦部，連帶減輕身體的「疼痛」。

換句話說，TMS治療的目的便是使持續感到疼痛、處於「失衡的大腦」恢復平衡。換言之，並非把頭痛視為單純的身體問題，而是一併治療感知疼痛的「大腦」，這便是世界目前最先進的醫療。

TMS治療最早是應用在「憂鬱症」，而且效果已獲得認可。不過，目前除了憂鬱症，也已確認能改善（或可能改善）多種身體症狀。這些症狀包括疼痛、疲勞、耳鳴、失眠、肥胖、飲食過量、拒食、偏頭痛、失智症、不安、對特定事物上癮等，而且改善的例子每年都持續增加。

經歷漫長的等待，日本在二〇一七年核准了ＴＭＳ用於治療憂鬱症。或許有些人一聽到「整腦」，會感到不安：「安全嗎？好像很恐怖……。」

為了方便「對於ＴＭＳ治療沒有概念」的讀者理解，本書將以故事的方式，介紹許多透過ＴＭＳ治療後改善身體不適的患者。

另外也會從「腦科學」的層面，為各位解說為什麼「大腦」和疼痛、憂鬱症、疲倦、失智症等都脫不了關係。

此外，包括前面提到的正念療法，本書也會介紹大家在日常生活中，能夠一個人輕鬆實踐的「整腦方法」和「打造平衡大腦的方法」。

改變大腦是可行的。即便是失衡的大腦也有辦法恢復健康。

本書如果能發揮參考價值，讓各位在改善身體不適時得到些許幫助，將是我最大的欣慰。

那麼，接下來就請各位從「佐秋和健」的故事讀起吧。

地點是東京的原宿。因緣際會之下，兩個人相遇了。

第四章 由大腦改善身體不適 91

第六章　自行進行的「養腦方法」 151

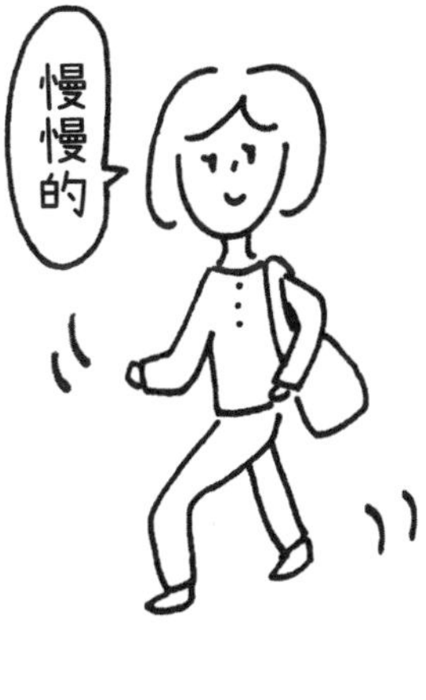
慢慢的

本書的內容，並非針對個人的醫療建議，只是一般資訊。有關實際的診療，請聽從主治醫師的診療，並遵循醫囑。

出現在本書中的案例，都是以實際診療經驗為藍本，和特定個人沒有關係。

第一章

有問題的是腦，不是身體

從美國看近未來的醫療發展

那個地方看起來和高級ＳＰＡ一樣。

「佐秋，妳過來看看。」

我一走近門口，耳邊傳來了一陣帶有節奏感的聲音，有點像啄木鳥在敲木頭。殊不知門後是一個我無從想像的世界。

房間裡的女性戴著一個像是燙頭髮時會用的罩子，正在和她身邊的工作人員談笑風生。牆壁上掛著平板電視，好像正播著什麼影像。

（這裡是髮廊嗎？）

「妳怎麼了嗎，為什麼一臉驚訝的表情？這就是ＴＭＳ。」

身高一八〇公分的健，低著頭笑著對我說。

過了一會兒才發現，像啄木鳥在敲東西的聲音是從罩子裡傳出來的，而戴著罩子的人就是患者。

「她的問題好像是腰痛。聽說嘗試各種治療都沒有效果，所以才決定接受TMS治療。」

就算是最先進的醫療技術，也不會如此輕鬆吧。雖然已經聽健說過了，但實際看到還是忍不住大吃一驚。

「今天是她第四次的治療。原本連吃止痛藥都無效的劇痛，現在大概減輕了三成。」

替這位年約五十歲患者施術的女性工作人員這麼告訴我們。這位患者也說：「是啊，這項治療讓我終於從長年的痛苦中解脫了。如果繼續治療，效果應該會愈來愈明顯吧。」

這裡是美國佛羅里達州的棕梠海灘。

佛羅里達是美國人心目中的退休養老勝地。風光明媚的大自然中林立著成排的高級住宅，也有人正在打高爾夫球。

這間診所由亞倫·田特勒（Aaron Tendler）醫生所經營，聽說在棕梠海灘，還有其他幾間診所也擁有同樣的治療室。

你問我一個日本人為什麼會在這裡？我應該先把情況交代清楚。

我的名字是長谷川佐秋，二十五歲。來自東京的上班族。除了夏威夷，沒去過美國其他地方。會到這裡，是因為某個特別的原因。簡單來說，是因為認識了名叫健的日裔美國人。距離我第一次遇見他大概是兩個星期之前。

那天，我為了替母親去藥局拿藥，走在原宿的表參道，後面突然有人出聲叫我，我回頭一看，有一個高個子的男子笑盈盈地看著我。原本以為又是一個向我搭訕的男子，正想隨便敷衍幾句打發他時，沒想到他對我說：

「我第一次來東京。可以請妳稍微替我介紹一下原宿嗎？我想多認識一點自己的母國。」

他說著一口流利卻帶有腔調的日語引起了我的注意。

現在看到日僑一點也不稀奇，但我可能是被他的聲音和溫柔的笑臉打動。而且看見有困難的人，也讓人實在無法袖手旁觀。反正藥局晚點去也

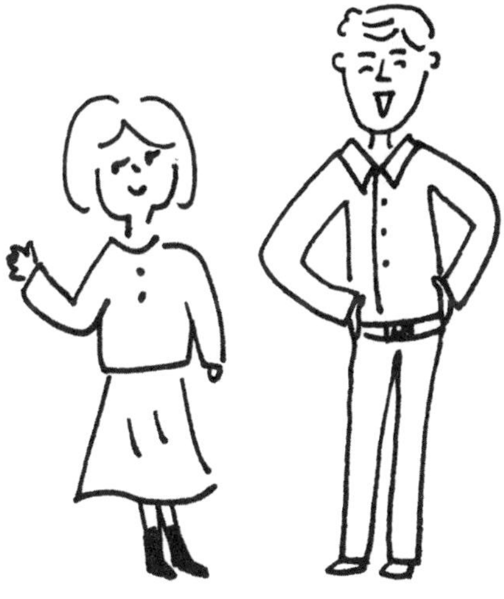

沒關係。

現在無論怎麼解釋，聽起來都只是藉口，總之他成功向我搭訕。

健說他的媽媽是日本人，爸爸是美國人，這是他第一次來日本。他的日語是媽媽教的，但除此之外，他沒有什麼機會能接觸日本的文化，所以他這次來日本，算是一償宿願。

我們在表參道閒晃了一會兒之後，去了明治神宮。健被觸目所及的日本事物大受感動，在「清正井」前駐足許久。據說這口從未枯竭的井是武將加藤清正所鑿建。我悄悄望了他一眼，只見他閉上眼睛，像是陷入沉思。從他堅毅的表情，我確實感受到他身上的日本血統。

我們開心聊了一段時間後，前去一間咖啡店稍作休息。原本應該就此道別，但他卻問我：「妳接下來要去哪裡？」

雖然根本沒必要，但我卻老實告訴他要去藥局幫媽媽拿藥。我想大概是媽媽的事讓我累積了不少壓力，想找個人訴苦。以此為契機，眼前這位比我年長的溫柔男性，就成了我現成的傾訴對象。

五十幾歲的媽媽已經被腰痛折騰好多年。她原本和爸爸一起經營家中的生意，因為過度操勞，結果腰痛變得愈來愈嚴重。

我們試了所有想得到的治療，但疼痛卻不減反增，甚至惡化到連工作都無法繼續。利用工作空檔帶媽媽去醫院，還有替她去藥局拿藥，變成我的例行公事。我原本想說對方能聽我說說就好，但他卻一臉認真地聽我訴苦。

「妳現在放棄還太早喔。」

聽完我的話，健馬上滔滔不絕地告訴我一堆事。包括他是美國的執業醫生，還有他知道有一種有效的治療，可以改善像我媽媽這種長期為疼痛所苦的病人。最後他問我：「妳要不要來一趟美國？我可以讓妳看看實際的治療情形。」

當然他也可能是騙子，即便他給我看了他的醫生執照，但也可能是偽造的。但是，與他相處了短短幾個小時之後，我已經相信他了（當然帥氣的外表也替他加了點分數）。另外，想要替媽媽盡一分心力的念頭，也成了在背後推我一把的原動力。

結束約一個小時的治療後，患者就可以自行回家，絲毫不受影響。按照健的說法，TMS（Transcranial Magnetic Stimulation）是一種很安全的治療，它是利用將磁場轉換成電流的原理，以改變大腦特定部位的活動性。

所謂的磁場就類似磁石的原理，包括我們很熟悉的MRI（核磁共振成像），都屬於此類原理。MRI的檢查方法是平躺約三十分鐘，從各種方向拍攝身體的影像，以檢查身體的病症。而TMS也是基於同樣的原理，是利用磁場來進行治療。

MRI的應用已達幾十年之久，其高安全性也已受到認可。科技的進步，有助開發出更多能夠減輕患者負擔的治療方法。

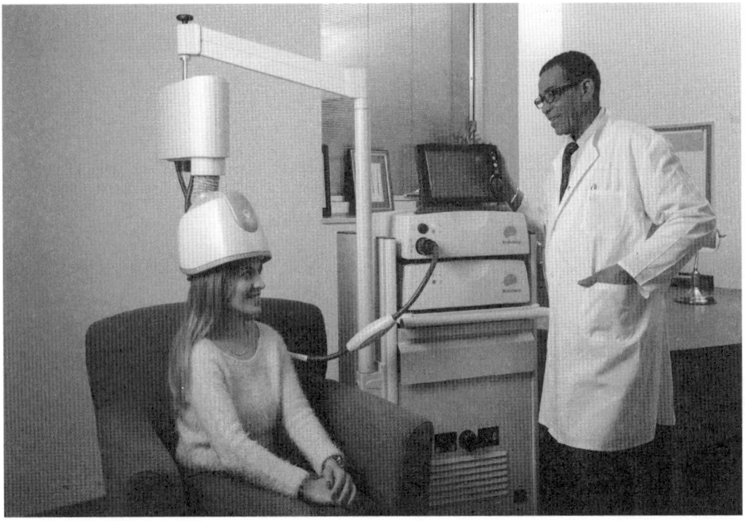

患者在放鬆的狀態下坐在椅子上，戴上會發出磁性脈衝的頭罩以調整腦部。一般的作法是每次進行約20分鐘的治療，連續進行幾次（照片提供：Brainsway）。

健替我引見了田特勒醫生，他在紐約州立大學讀醫學院，畢業後先在杜蘭大學擔任實習醫生，致力實踐劃時代的醫療。

健告訴我，田特勒醫生身材高大，個性穩重，從他的性格看來，很難讓人想像得到他竟然擁有如此敏銳的觀察力。他現在任職於製造TMS醫療器材的公司「Brainsway」，擔任醫學長一職，而且在棕櫚海灘同時經營好幾間進行TMS治療的診所。

此外，聽說他也負責了好幾個臨床實驗，目的是為提升TMS治療的應用性。

我在診所裡看到了各種顏色的頭罩，都是用於TMS治療。

每個頭罩都附有線圈，可以整理不同的腦部迴路。線圈會釋放出刺激腦部的磁性脈衝。

每個頭罩所發揮的功能，分別區分為腰痛、憂鬱、疲勞、失智症等。每個頭罩就像可以更換不同顏色筆芯的原子筆，外型看起來相當高雅。

健又進一步向我說明。

「其實這間診所所採用的醫療，不久之後世界都會跟進。就是妳現在看到的**整腦醫療**。」

「整腦的醫療？」

「藥物」治不好？

「你說調整大腦的醫療嗎？可是，身體的疼痛和大腦有關係嗎？這種治療真的能改善我媽媽的腰痛嗎？但我至少確定一件事，之前媽媽做的治療和服用的藥物都沒有效。」

醫療的進步確實克服了許多疾病，但仍有許多疾病無法根治。包括疼痛、倦怠感、耳鳴、憂鬱症、失智症、失眠、肥胖、暴食症、上癮症等。為了改善上述症狀，試遍了各種藥物，但完全仰賴藥物的治療有其極限。

有許多症狀無法只靠藥物根治，其中最具代表性的例子之一便是「疼痛」。疼痛這症狀發生頻率很高。追根究柢，疼痛原本是人為了保護自己身體所必要的防衛機制，但長期持續性的強烈疼痛，也會把我們折騰得苦不堪言。

另外，也會遇到這樣的情況，發生疼痛的部位本身沒有問題，但患者的症狀或疼痛卻無法得到改善或減輕。換言之，器官本身並沒有發現嚴重的異常。

疼痛的症狀不一，以下以最普遍的「腰痛」為例。

有國外的數據顯示，有八十四％的人在一生中皆有腰痛的症狀，而且不論是哪個地區，腰痛都是非常普遍的症狀[*1]。因腰痛導致無法工作，以及治療費用的支出所造成的的經濟損失，據估計，一年的金額可達一二〇〇億美金。

單就日本而言，據日本厚生勞動省（相當於臺灣衛生福利部）的「國民生活基礎調查」，自覺性腰痛症狀也名列前幾名。所謂的「國民生活基礎調查」，是一項透過醫療、照護、社會福利、所得等了解日本人生活情況的調查。二〇一三年的調查中，於所有症狀當中，腰痛人數在男性中高居第一，女性中排行第二。

另外，透過大規模的疫學研究，得知日本人的腰痛患病率（在某個時間點患有腰痛的人數比例）是二十五～三十％[*3、4、5]。進入高齡後，罹患腰痛的機率更是大增，在高齡化社會中，腰痛是不可輕忽的重大問題。

疼痛若持續三個月或六個月以上，就稱為慢性痛。這種狀態也可以稱為「不明原因、持續發生的疼痛」。根據日本的統計，患有「慢性腰痛」的人約有七·八%，但是，慢性疼痛的患者當中，有五十八·六%是腰痛。

五十八·六%的患者當中有七〇%會去醫療機構就診，但改善率只有二〇%左右，所以約有六〇%的人因此不再就醫治療。換言之，光靠現有的醫療並無法充分減輕腰痛。

當然，很多患者會頻繁嘗試各類藥物治療。但大多效果不彰，通常只是抱著姑且一試的心態[*7]。

包含腰痛在內，如果疼痛的產生與神經有關，則稱為「神經源性疼痛」[*8]。藥物治療的效果號稱只有三〇~四〇%，且大多無法確定原因[*9]。

如果疼痛發作的頻率高，而且大多數時候無法找出明確的原因，使用藥物也不見成效，就很容易演變成長期性的疼痛[*10]。

受副作用所苦

話雖如此，藥品確實為醫療的進步做出貢獻，也拯救了多數人的生命。以下為大家舉幾個實例。例如感染疾病。

美國的第十六任總統亞伯拉罕・林肯出生於一八〇〇年代，他的母親在他九歲時因傳染病去世。在日本，直到一九二〇年代，傳染疾病一直位居死因的第一位。對當時的人而言，因染病喪命並不足為奇。

一九二〇年代，諾貝爾獎得主亞歷山大・弗萊明發現「盤尼西林」，世界最早的抗生素就此登場。抗生素的問世，拯救了許多罹患感染疾病的人。

至於目前最嚴重的感染疾病ＨＩＶ（人類免疫缺乏病毒），是在一九八〇年代開始受到關注。之後，九〇年代開始著手研發抗病毒的藥物，雖然至今尚未掌握完全清除病毒的關鍵，不過也有像一九九一年因感染ＨＩＶ而退出ＮＢＡ的魔術強森，過了二十年依然健在的案例。

那麼憂鬱症呢？眾所皆知，林肯曾為憂鬱症所苦，但在當時，抗憂鬱藥物尚未問世，根據那時的紀錄，據說是以古柯鹼進行治療。

古柯鹼的治療效果當然不佳。之後如各位所知，具有治療效果的抗憂鬱藥登場，對於緩解憂鬱症是很重要的角色。

因藥物的開發，醫療也更進步。但是，醫療並不是萬能。還是有無法靠藥物改善的症狀，而且有時反而出現受藥物副作用所苦的事。藥物也有其極限，並非萬能，這是現今的醫療情況。

「仰賴藥物」的陷阱

在患者治療腰痛的花費中，藥劑費占了十三%，僅次於物理治療和住院費用[*12]，由此得知，我們不難發現，在腰痛治療中，有偏重藥物的傾向。但是，也有人指出，仰賴藥物的治療會出現各種弊害。

舉例而言，有些高齡者因為服用了大量處方藥，導致摔倒的風險增加[*13]。藥物一般經口服，再逐漸循環到全身，換句話說，藥物可能作用在身體各處。因此，全身都會受到藥物影響，也可能作用在預期之外的部位，產生所謂的副作用。

有人指出，在心理健康的領域，傾向同時投予各種大量藥物。也就是說，一旦開始用藥，分量和種類都會隨之增加，有時候很難輕易降低藥物的分量或停止服藥。

仰賴藥物治療的原因固然和藥物以外的選項相當有限有關，不過在歐美，有愈來愈多患者希望採用不偏重藥物的治療方式，日本也一樣。

藥物絕非萬能。現有的治療方式，確實讓很多患者飽受副作用之苦，或苦於症狀無法改善……。醫療需要有新的視野。

「疼痛」的原因在於腦

「我問妳一個問題。假設妳現在腰痛，妳覺得原因出在哪裡？」

「應該是腰出了問題吧？」

「沒錯。腰是『身體』的一部分。一開始產生疼痛的時候正是如此。比方說有些人腰痛到就像長骨刺一樣，是因為腰部的神經受到壓迫。可是，透過各種研究已得知，疼痛產生的原因不只這樣。」

「和『腦』有關嗎？」

「沒錯，身體治不好的症狀，其原因出在『腦』。」

二〇一五年，日本NHK電視台播出以慢性腰痛為主題的節目[*14]。節目中也提到長期疼痛的機制與大腦有關。

以下機制是其中之一。

若長期持續疼痛，人對疼痛會產生恐懼心與厭惡感，進而會自動把「醫生的臉」「醫院」「X光」等有關治療的人事物與疼痛連結。換句話說，腦中只要浮現醫生的臉或想到醫院，或是去醫院時，就會喚起對疼痛的恐懼感，有可能導致疼痛變得更為強烈。

把「疼痛→恐懼→醫生的臉」化為根深蒂固的想法，這個行為稱為「制約」，而記住這個連結的正是「腦」。

另外有一種稱為「幻肢痛」的疾病。如腳已經截肢，但仍感受到疼痛。

照理說，產生疼痛的部位（腳）已經不存在，所以不可能感覺到痛。但目前已經得知，產生幻肢痛是因腦部過度反應。

幻肢痛也屬於由腦部引起的疼痛之一。

接著再來談談疼痛。

日本神經治療學會對疼痛提出治療方針，明確指出疼痛與腦部有關[*15]。身體健康的人觀看「好像很痛」的影像，會活化前扣帶迴皮質[*16]。

觸摸痛（allodynia）患者只要被觸摸，就會感受到強烈的痛楚，即使讓他們看到用筆碰觸手的畫面，其前扣帶迴皮質和內側前額葉皮質同樣會呈過度活躍狀態[*17]。

這些狀況表示，對疼痛產生反應的是大腦。

此外目前也已了解，慢性腰痛的人，其疼痛的發生與腦的前額葉有關[*18]。

「改善不適」＝「整腦」

不僅限於像腰痛和神經痛的「疼痛」，近年也逐漸解明，原來許多疾病都與腦脫不了關係。

也就是說藉由「整腦」，有機會改善現在醫療技術也束手無策的疾病。

圖1｜大腦的主要部位

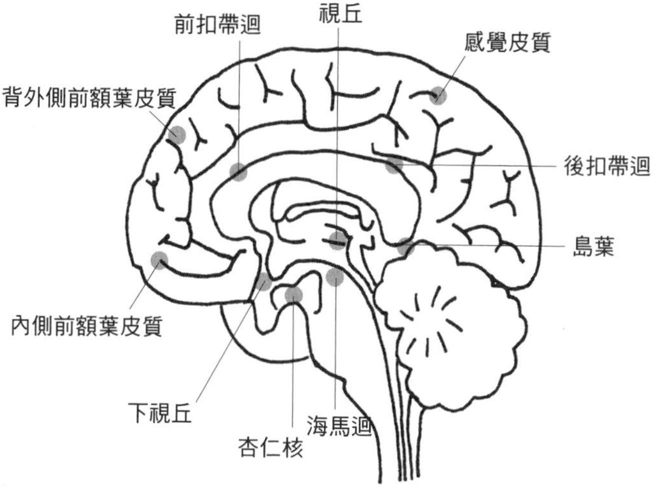

透過「整腦」，可望改善的症狀如下列所示。

包括疲勞、耳鳴、失眠、肥胖、暴食症、厭食、偏頭痛、失智症和輕度的認知障礙（不到失智症程度的記憶障礙）、憂鬱症、不安、菸酒上癮、心理創傷（創傷後壓力症候群，簡稱PTSD）、纖維肌痛症、多發性硬化症、躁鬱症、強迫性障礙（俗稱強迫症。例如要反覆確認鑰匙是否鎖上等）、注意力不足過動症（ADHA）、自閉症、幻聽、帕金森氏症、中風後的復健等。

在田特勒醫師診所進行的TMS治療等方法，便是為了盡可能減輕藥物造成的副作用，以及改善以往治療效果不佳的「疼痛」和「身體不適」。

案例① 改善疲勞和全身的疼痛感

某位正值壯年的女性長年為疼痛和疲倦感所苦。可能是人際關係等日積月累的壓力所造成的結果。

她熱愛自由，也以旅行為樂，但因為身體的病痛，不僅無法去旅遊，連日常生活也受到影響。

依照深度TMS治療（參照第四章）的理論，為了減輕疲勞感，需刺激腦的左前額葉（背外側前額葉皮質），以活絡負責運動功能的左右腦部（運動皮質）。

這位女性的疼痛和疲勞感逐漸改善後，也慢慢恢復了以往的生活步調。後來也能重拾旅遊的興趣，再度啟程。

案例② 整腦後提升了業績

有位男性一直為腰痛所苦。他因為腰痛，導致「疲倦」「失眠」「集中力不足」「憂鬱」等狀況纏身。

為了減輕疼痛，除了各種藥物，他也試過按摩和針灸。但是症狀都不見好轉。公司擔任業務的他，因為上述健康問題而無法提升業績，因此經濟上變得拮据，生活毫無樂趣可言，只覺得非常苦悶。

最後他嘗試了TMS治療。在第一個星期就出現了效果。

大腦透過TMS得到活化之後，不但減輕疼痛，也恢復了以往的活力和專注力，變得開朗許多。這樣的轉變也如實反映在業績上。治療之外，他也實踐了正念療法（參照第六章），對穩定情緒與提升專注力發揮了很大的作用。

第一章「總整理」

治療無效的疾病和症狀，原因可能和大腦有關。

藥物等現行的治療無法整腦。

透過整腦的方法（ＴＭＳ治療等），有許多疾病有望能得到改善。

第二章

備受世界注目的「整腦」法

「腦」受到全球醫療機構的注目

我們搭上前往佛羅里達的班機。

參觀完田特勒醫生的診所之後，我的內心受到很大的衝擊。沒想到美國竟然已經有這麼先進的醫療，感覺媽媽的治療出現了一絲曙光。

我和健兩人的旅行尚未結束。上了飛機後，看著坐在隔壁的健，我簡直不敢相信自己會和一個才認識幾個星期的人結伴旅行。看著他端正的側臉，估計他的年齡差不多是三十出頭，說不定已經有女朋友了……。

「妳的時差還好嗎？」

「沒問題的。」

「接下來我們要去我在西海岸工作的醫院。從東岸到西岸這段航程要飛很久。但我想妳不會空手而歸，一定會得到許多有助妳母親的資訊。

對了，我之前沒告訴妳，我在大學主修腦科學。畢業後進了藥品公司上班，研發有關增加腦部功能的藥品。」

「這樣啊。那你為什麼後來會當醫生呢？」

「因為發生了一些事情。」

「你之前告訴我有一種『整腦』的治療方法，對吧？最近常聽人討論腦和腦科學，那為什麼醫生們也會對腦產生興趣呢？」

健盡量用簡單易懂的方式說明，好讓我能夠明白。

腦的重量僅有三磅（一公斤多一點），構造卻極為複雜，是人體中最後一個未知領域。此外在醫療方面，醫生也注意到腦部和許多健康問題息息相關。

腦會以各種形式調整身體。例如緊張時血壓會上升，這是因為製造出緊張狀態的大腦，會對全身的血管系統造成影響。

一九七九年，亞蘭・科馬克與高弗雷・豪斯費爾德因共同開發了ＣＴ（Computed Tomography）掃描而榮獲諾貝爾生醫獎。自這項發明問世，「能更仔細觀察大腦」的技術更進步了。此外，隨著解開大腦奧祕的「腦科學」進步，醫療方面也得以受惠。

由最先進的科學，加強對「腦」的理解

「腦科學」的進步帶來了驚人的成果。

除了眾所皆知的人工智能，研究人如何與電腦互動的人機交互（Human Computer Interaction）、把夢境影像化的技術、補全記憶的電腦、透過腦波測定的測謊器、解明細胞層級的記憶等，科技與科學的相輔相成，讓我們見識到前所未有的新世界。

雷蒙德・庫茲維爾（Raymond kurzweil）的著作《How to create a mind》中

提到，「大腦存在著許多神經元，構築了非常複雜的神經網路，但只要能夠掌握其中的模式，就不覺得有那麼複雜了」。腦迴路由神經元互相連結組成，我們可以將之視為一種數學模型，但是要掌握其中的模式，卻剛好和庫茲維爾的說法相反，難度非常高。

不過，「人工智能」的開發有助於我們對腦迴路的理解。在圍棋和日本將棋的領域上，眾所皆知，人工智能已經超越人類。其背後的系統被稱為深度學習，此系統可以仿造於腦部的大腦皮質。

其實，關於人工智能的學習方式，即使是人工智能的設計者，也不是百分之百理解。換言之，若能解開人工智能的學習方式之謎，對理解人腦的迴路機制應該有所幫助。

人工智能的進步，將有助於製作者更加了解自己。

理解複雜的大腦迴路時，也必須具備整理腦中局部部分精細化能力。

「BRAIN（The Brain Research through Advancing Innovative Neurotechnologies）」是美國政府為理解腦部功能所展開的研究計畫。這項計畫

的研究目標是，觀測以數千到數百萬個為單位的神經細胞的活動。

目前也有人透過ｆＭＲＩ（functional magnetic resonance imaging）這種特殊影像檢查方式，計測以三萬個以上為單位的神經細胞活動，接下來的目標是計測以少數為單位的神經細胞。

觀測和整理局部性的腦神經細胞活動，可以達到某些效果。

舉例而言，假設有腦梗塞的患者手腕無法活動自如，如果能刺激患者腦內一百個以下的少數細胞，據說原本無法動彈的手腕就能夠活動，甚至能自己拿起杯子喝咖啡。

腦部機能僅須奈米級（一ｍｍ的一百萬分之一）的超微量刺激便能運作，所以只要刺激失調的部分，全身就會產生截然不同的反應。

將來如果能夠以更細微的層級，更精準的調整神經細胞，就能把大腦的狀態調整得更理想。

如同前述，**腦科學和科技的進步，已經化為一股原動力，讓我們掌握複雜的腦，激發出更有效率的整腦法**。

「腦」和「身體」的傳接球

飛機降落在加州的聖地牙哥。

用UBER叫車後，我們直奔與加州大學聖地牙哥分校相鄰的退伍軍人醫院（為從軍人員提供醫療服務的國家級醫院系統）。

健從藥廠研發人員轉換跑道後成為醫生，據說他在這間醫院的神經內科和精神科當了五年的專科醫師，因此稱得上是名符其實的腦部專家。

「我知道整腦對身體有幫助，但是大腦要如何對身體發揮影響力？」

「如果大腦失調，會產生各種健康上的問題。為了讓妳理解這一點，我先說明腦和身體如何產生連結。

妳有沒有緊張到心臟砰砰跳的經驗呢？」

「當然有。」

「另外，在醫院量的血壓，是否比在家裡量的還高呢？還有，壓力太大的時候嘴角會長疱疹，睡眠不足時容易感冒，對吧？不過，參加馬拉松比賽的時候，可能因為聽到圍觀群眾替自己加油而發揮超出平常的實力。

很多人都有過上述的經驗吧？

這些都證明了『腦與身體相連』。

我以前曾聽媽媽說過，日本自古以來就有『病由氣生』的說法。所謂的『氣』，指的就是『心』吧。而『心』的首席就是『腦』。換句話說，人從很久以前就知道腦和身體的關係密不可分。」

那麼，腦和身體究竟以何種方式產生連結呢？

主要負責連結兩者的是神經[*19、20]。神經會把身體的資訊傳送到腦，再把腦下的指令傳送給身體。**對人體而言，大腦就像「司令部」**。

大腦負責指揮全身，發揮控制與調整的力量，連免疫力也會受其影響。

接下來為各位說明有關因大腦產生的身體症狀，及其機制模式。

①由大腦製造出身體的症狀

「因壓力過大而感冒」，是說明大腦感覺到壓力時，造成免疫機能下降而感染疾病的例子之一。

那麼，壓力是透過何種方式影響身體機能的呢？這個機制已經被釐清[*21]，原因和先前提到的神經（自律神經等）、荷爾蒙有關。

舉例而言，「參加馬拉松比賽的時候，聽到加油聲而振奮了精神」，是因為感受到群眾心意的大腦，向身體下達要積極表現的指令。當大腦下達指令，身體的肌肉和心肺機能，就會發揮超出預期的水準。

但也是會有完全相反的情況發生。身體因為壓力而變得不舒服，或者不適，卻找不出明確的原因，都是由大腦製造出來的不良狀態。換句話說，大腦向身體下達了消極的指令。

②身體的症狀會影響大腦，使症狀產生變化

有疼痛症狀的患者，一旦陷入憂鬱狀態，疼痛會變得更為強烈[*22]。疼痛造成的苦痛引起憂鬱（由腦引起），而憂鬱除了增強疼痛的強度，也可能延長疼痛的時間。

身體的所有症狀，都會反饋給大腦，**大腦等於是身體感覺的「感應器」**。如同前述，疼痛會造成大腦前額葉活躍，大腦前額葉和前扣帶迴皮層會感覺到疲勞。其根據都有報告顯示[*23]。

大腦感知到的症狀，藉由大腦下的指令讓身體狀況惡化。甚至大腦會改變原有的狀態，陷入失衡。

大腦和身體就像玩傳接球一樣，隨時保持溝通。如果彼此的溝通不良，兩者都會變為惡性狀態，造成「惡性循環的傳接球」，而負責傳接的球就是神經和荷爾蒙。

「惡性循環傳接球」

腦和身體的連結，究竟透過何種方式，導致疾病和症狀發生呢？這個機制在近幾年已被解開。

以下再度以疼痛為例進行說明。

「疼痛」會從發生的部位，透過神經向腦傳達（參照下頁圖2）。這條途徑被稱為脊髓視丘徑，相當於感覺區的頂葉（位於頭頂），負責接收透過神經傳達的「疼痛」訊息。

疼痛分為瞬間覺得「好痛！」的快速疼痛，和痛感緩慢加劇的慢速疼痛。接收這兩種疼痛是各自不同的大腦途徑。

慢速疼痛的途徑首先通過大腦邊緣系統（包括下視丘和杏仁核等，位於大腦深處的構造），最後抵達

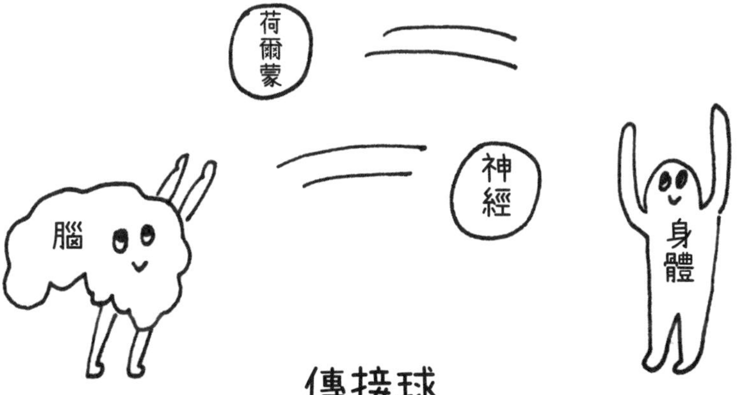

圖2｜疼痛的途徑

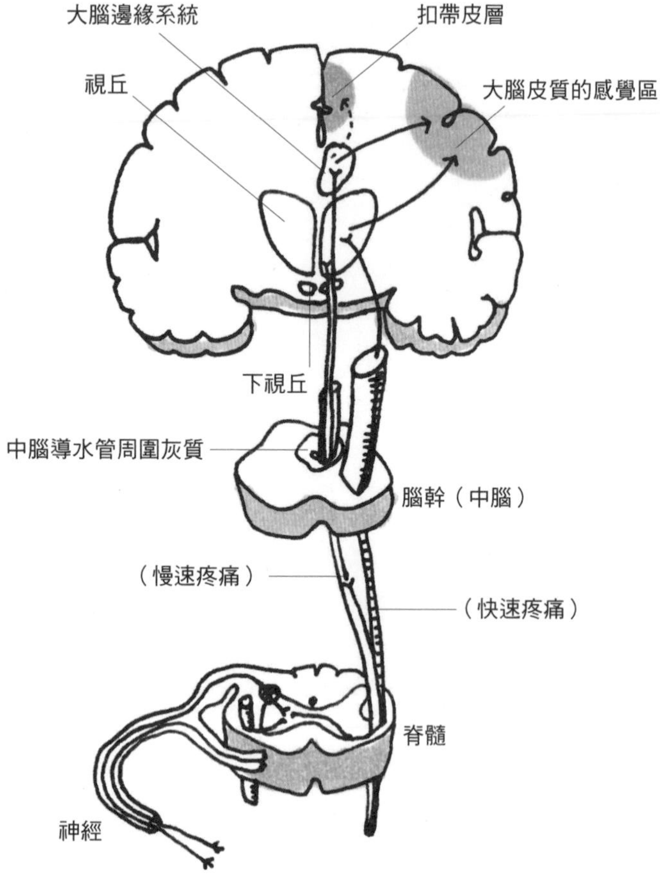
大腦邊緣系統
扣帶皮層
視丘
大腦皮質的感覺區
下視丘
中腦導水管周圍灰質
腦幹（中腦）
（慢速疼痛）
（快速疼痛）
脊髓
神經

接近大腦中心的扣帶皮層（目前已經得知慢性疼痛和情感有緊密連結的〈前〉扣帶皮層有關）[*24]。

另外，杏仁核也和人的情感有著密不可分的關係，而慢速疼痛的途徑和腦的情感部分有關。

雖然圖2沒有標示，不過疼痛的資訊也會傳達至負責認知機能（思考與判斷）的背外側前額葉皮質[*25]。

總而言之，疼痛並非僅只有「好痛！」一種「感覺」，而是伴隨情感（「好痛苦」「好難受」）和想法的綜合現象。

在第一章提到日本NHK的專題報導中，疼痛中的「制約」認知和「恐懼」的情感有關。事實上，疼痛和腦中的迴路有關。知道這點之後，我們便能夠理解，為什麼一旦陷入憂鬱狀態，疼痛的強度會增加，甚至連當事者的想法也會受到疼痛的影響。

此外，與身體活動有關的運動區，也與疼痛的調整有關。

屬於大腦皮質一部分的運動區，和腦內調整疼痛的部分（內側視丘核區、前扣帶皮層、眼窩前額皮質、中腦導水管周圍灰質等）相連。因此，刺激運動區能夠有效鎮定疼痛的迴路。

若不斷把「好痛！」的訊息傳送到腦部，神經會變得很敏感[26]。

身體的疼痛會促使神經，甚至是大腦產生變化，引起「惡性循環的傳接球」。長期接收「疼痛」訊息的大腦，會變得敏感，與其相關的迴路也會跟著完全改變。

大腦原本就有緩慢改變的性質。這種特質也被稱為大腦的「可塑性」。

此外，大腦產生變化的例子還包括可緩和疼痛的阿片受體變弱、神經膠質細胞（支撐神經細胞的細胞們）會釋放出各種

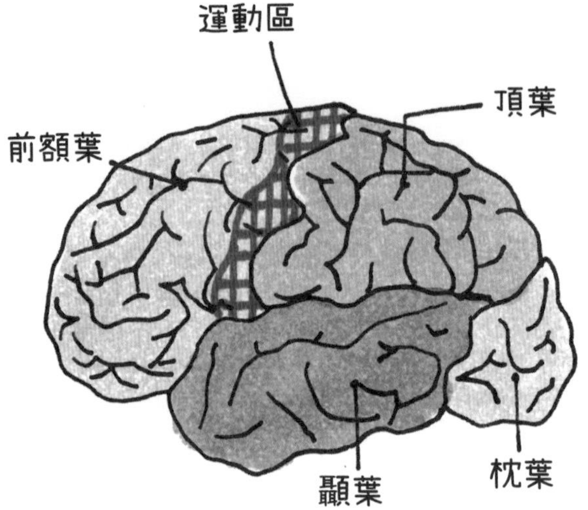

物質。換言之，產生變化的大腦處於「過熱」的狀態。

即使身體已經鎮定，大腦的「熱氣」卻無法冷卻。不斷接收到疼痛訊息，變化的大腦，會一直感覺到疼痛。

慢性疼痛就像即使關掉瓦斯爐，「熱」也不會馬上冷卻的情況，所以疼痛會一直持續。

若單就身體疼痛的部位進行治療，卻出現「沒有治好」「沒有好轉」的結果，可歸咎於這些理由。

身體狀況惡化，腦也會跟著惡化，反之亦然。這就是長期的「惡性循環的傳接球」。「變樣的腦」，會引起症狀長期持續下去。

為了緩和症狀，我們有必要調整腦部，讓「變樣」的腦恢復原狀。換言之，我們必須想辦法讓「過熱」的腦「冷卻」下來。

至今為止，已經有人嘗試透過諮商等方式，試圖讓「變樣」的腦恢復原樣，但施行起來並不容易。因為大腦改變的程度已經達到具有某種特徵的狀態。而TMS等最新治療的核心，便是把大腦已產生變化的部分，調整成正常的狀態。

調整大腦的「安全」方法

我們抵達加州大學聖地牙哥分校的退伍軍人醫院後，立刻前往疼痛治療中心。負責接待我們的是艾伯特．梁醫生。據說他和健同屬亞裔，曾經和健一起共事，現在仍任職於這間醫院。

梁醫生說，疼痛治療中心很積極地採用TMS治療改善疼痛。

「在美國，為疼痛所苦的人也很多，而且有一部分演變成慢性疼痛。但大多數患者光靠藥物治療無法改善。依疼痛的種類，只有三～四成的人獲得改善。TMS作為藥物和其他治療以外的選擇，目前表現相當活躍。」

田特勒醫生和梁醫生採用的TMS治療，是調整大腦的方法之一。事實上，過去也有位日本醫生提倡「整腦」醫療。

一九九〇年代，當時任職於日本大學醫學部腦神經外科的坪川孝志教授

（一九三〇年～二〇一〇年），開發出把電極植入包覆大腦的硬腦膜，通電後以電流刺激運動區的方法（大腦皮質運動區刺激法）。

這個方法造福了許多原本苦於腦梗塞後遺症、依靠藥物等方法卻無法改善的患者[*27]。

運動區和調整疼痛的大腦其他部位相連。因此，透過這個方法，可以調整因疼痛而改變設定的大腦迴路。

但是，這在當時是前所未聞的創新方法，因需要植入電極，屬於侵入式（可能會造成患者的身體負擔，產生副作用）腦外科手術。

後來也開發了可改善疼痛、帕金森氏症、憂鬱症等症狀的腦深部刺激療法（Deep Brain Stimulation），但也需要在大腦深處植入電極，也是侵入式的腦外科手術。

於是大家只好繼續期待非侵入式的安全方法能夠早日問世。ＴＭＳ以「非侵入式」的方式刺激運動區，堪稱劃時代的方法。

根據法國理佛士爾（Lefaucher, J.P.）做的整合分析[*28]，透過許多研究顯示，針對神經源性這類「疼痛」，以ＴＭＳ刺激運動區達到改善症狀的效果無庸置疑。在把刺激神經用於治療的領域上，理佛士爾闡明了TMS的效果以改善疼痛和神經系統疾病為主。

他從自己進行的研究中，發現有五十八%的疼痛獲得改善[*29]。這項研究的參加者，都是透過其他治療卻無法得到充分改善。

這個結果展現了TMS對「整腦」的效果。

應用於各種「疾病」

後來也陸續發現疼痛以外的症狀和大腦的關係。

例如目前已經得知，罹患憂鬱症的人，其腦左側的前額葉功能明顯低下。透過TMS刺激後，憂鬱的症狀已獲得改善。

理佛士爾等人在二〇一四年進行的整合分析[*30]，也證實了刺激左側的前額葉，確實有改善憂鬱症的效果。

另外，也有人進行探討心肌梗塞等循環系統的疾病（冠狀動脈疾病），與腦和心臟關聯的各式研究。

人在承受壓力時脈搏會加速，血壓也跟著上升。當運動等因素造成脈搏和血壓上升，腦部也會發生變化。而且不安和緊張的狀態，也會透過杏仁核影響循環系統。

另外，前扣帶皮層、內側眶額皮質等部位，也會透過自律神經，調節脈搏和血壓。

透過讓健康的人和有冠狀動脈疾病的人承受同樣的壓力，測定腦部變化的實驗，證實有疾病的人，大腦會出現強烈的反應，而且左右腦反應不同[*33]。

因壓力造成輕微發作的人，前扣帶皮層和內側前額葉皮質的活動會變得低落[*34]。

循環系統的疾病和腦有特殊的連結，目前也已知這些疾病難以治癒的原因和腦有關。因此，透過整腦，這些症狀可能會得到更明顯的改善。

備受世界媒體注目的「TMS治療」

「TMS在美國最早只有Neuronetics公司得到許可，而且據說有八百台以上的機器用於治療。像田特勒醫生經營的這類專業診所也增加了。」

當我們搭車前往聖地牙哥的展覽館，健在車上這麼告訴我。

「TMS治療在美國幾乎已經紮根了呢。」

「隨著腦科學進步登場的TMS治療，一開始因為用於治療憂鬱症而備受注目。原因是TMS等於替以藥物為主的傳統治療注入了新思維，而且大家也知道光靠藥物治療憂鬱症是不夠的。

藉由把腦部調整成正常狀態，所帶來的效果的確是超越藥物。一開始，或許它就像一種社會現象，人們又驚又喜的接受了這種治療方法。

TMS治療的效果在美國得到認可，已將近有十年的歷史。它的安全性和治療成效，已經充分被社會接受了。妳看這個。」

健把他的手機拿給我。畫面上是某個網站。

「這是Neuronetics公司的官網，上面也刊登了媒體對TMS治療的頭條報導，可以感覺患者的迴響一定很熱烈。」*35

二〇〇八年十月二十一日《華爾街日報》*36

改善難治型憂鬱症的新利器

二〇〇八年十月二十一日《紐約郵報》*37

刺激幸福

「對抗憂鬱症的新武器」

「精神醫療界的重大消息」

二〇〇九年四月十三日《洛杉磯時報》*38
「好比只是輕輕按下腦部重啟鍵的可靠治療」
二〇〇九年十二月十五日CNN*39
二〇〇九年十大醫療創新

二〇一〇年九月十二日《時代雜誌》*40
改變你人生的前十企業
「可望改善七成的憂鬱症」
二〇一二年七月二十七日ABC Channel 7 *41
「精神醫療的革命」

二〇一三年五月十三日 CBS42.com*42
全新的憂鬱症治療法將改變人生

二〇一四年五月十三日《時代雜誌》*43
醫生以磁波治療憂鬱症
「良好的治療成果，可望造福更多的患者」。

二〇一五年五月十一日 WFTX—TV/FOX 4
最新科技擊敗憂鬱症

二〇一七年六月十七日 UCLA Newsroom*44

「改變腦迴路，讓它們（腦的部位）互相對話」。

二〇一七年七月九日 Palm Beach Post*45

憂鬱症和疼痛 不需要藥物的新治療

「哇！可以清楚感覺到從剛問世到現在，TMS有多麼受到歡迎呢。」

之後我們抵達了展覽館。聽說來的正是時候，因為這裡剛好在舉辦「臨床TMS學會」，與會者都是進行TMS治療的專家。我和健才一起踏入會場，立刻發現有許多人正熱烈交談著。

「這個學會設立於二〇一三年，距今沒多久，但與會人士逐漸增加。妳從場內的氣氛也能感覺到吧。

ＴＭＳ是融合了科技、腦科學和醫療的產物。也有很多製造醫療器材的科技公司投入這個市場。通過政府機關認證的醫療器材不斷增加。近期內預計會增加到七種（目前的時間點是二〇一七年）。大家各自在機器的外觀上下功夫，不會讓人聯想到是醫療機器。」

現場ＴＭＳ展示機的美觀程度完全不遜於美容業界的器材，容易讓人聯想到美甲沙龍。

「每間公司展開全球化路線，在美國、以色列、丹麥、英國、俄羅斯、韓國等地設置據點，據說全世界有超過十五個國家已引進ＴＭＳ機器。

我覺得『整腦』的做法，在全世界已經取得了一席之地，成為重要的醫療趨勢。它的概念和以往只仰賴藥物的治療方式完全不同，所以ＴＭＳ被視為改變醫療遊戲規則的變革者（Game Change）呢。」

推廣到「歐洲」「亞洲」「南美」地區

「TMS治療不僅限於美國。它不但受到全世界的推廣，而且發展快速。除了認識它的地區愈來愈多，它適用的『身體疾病』也愈來愈多，已不再僅限於憂鬱症。」

基於「效果比藥物好，而且又安全」的理由，TMS愈來愈受到注目。它已被推廣到世界各地，接下來將為各位介紹TMS普及於各地的情況。

歐洲

以十種疾病以上為對象，已獲得歐盟CE（EU對商品的認可基準）[*46]認證。從這點看來，說不定歐洲是全世界最盛行TMS治療的地區。

ＣＥ偏向把治療的安全性視為優先考量，和美國的ＦＤＡ（Food & Drug Administration＝美國食品藥物監督管理局。檢查和取締食品、醫藥品、化妝品，進行審查與批准的國家機構）等相比，號稱較容易取得許可。

歐洲有許多公司投入製作ＴＭＳ機器，包括丹麥的「Mag Venture」、英國的「Mag Stim」等製造ＴＭＳ治療機器的公司，他們也都在美國取得治療憂鬱症醫療器材的許可證。另外，以色列則擁有在第四章會介紹的，由「Deep ＴＭＳ」開發的「Brainsway」。這裡也是機器開發的重要據點。

亞洲

ＴＭＳ機器在韓國等國家也通過了核准。當初引進韓國時，可能是因為事先有人宣傳在短時間就能看到效果，結果明明只進行了短短幾次的治療，卻馬上被認定為「沒有效果，不見好轉」。聽說因此妨礙了ＴＭＳ的普及。

新興的治療，尤其是使用機器進行的治療，最初引進的方式可能會左右之後是否能順利普及。不論再好的治療，也會受到導入和普及過程的影響，決定之後是否能順利推廣開來。

韓國也製造了名為「TAMASU」的TMS機器，目前也正嘗試要打進美國市場。

南美

主要是在美國學習TMS治療的醫師們學成歸國後，在自己國家普及開來。

根據祕魯的麥可·卡帕醫生二〇一六年在臨床TMS學會上針對南美現狀的報告，除了玻利維亞和巴拉圭，TMS治療主要用於八個國家。

據說，祕魯將TMS應用在憂鬱症、不安、PTSD、強迫症、藥物成癮、輕度認知功能障礙、幻聽、耳鳴、纖維肌痛症、注意力不足過動症、自閉症類群障礙（ASD）等方面的治療。TMS已經成為固定的治療方式，同時也持續嘗試應用於其他疾患。

巴西方面，一九九九年由馬可·馬可林醫師將TMS引進國內，在二〇一二年對憂鬱症、幻聽等症狀的治療效果上獲得認可。

透過麥可・喬治（參照79頁）等人的協助，亞歷山大・李福特派克醫生在一九九九年將TMS引進烏拉圭。

阿根廷則是在二〇〇六年由馬蒂亞斯・波納尼醫師引進，據說用於治療憂鬱症、感覺統合失調、強迫症、耳鳴、古柯鹼成癮等。

從下一章起，將更進一步說明TMS治療的應用方式。

案例③ 消除慢性倦怠感

有位商務人士一直苦於過勞及壓力過大造成的慢性疲勞。這是他長期以來承受超出負荷的壓力所造成的結果。

他的業績表現不佳，注意力無法集中，變得消極、情緒低落、身體疲倦不堪，對工作提不起勁，而且非常容易忘東忘西。

每到周末假日，雖然打算多陪伴家人，或者補眠以消除疲勞，但一到星期一早晨，擺脫不了的倦怠感永遠固定來報到。他曾做過心理諮商和使用藥物治療，但兩者的效果都不佳。

最後在留職停薪或調部門二選一的情況下，他打開了TMS治療的大門。施行十五次療程後，他發現倦怠感逐漸改善；歷經三十次療程後，倦怠感已經消失，恢復到原本積極的個性。

他同時也實踐了正念療法（參照第六章）。本想控制好來自工作的壓力，但這個念頭反倒成為壓力來源，結果在實踐正念療法後，他更懂得包容自己，即使有不盡如意的部分，也能夠釋懷。

最後，他不但不必留職停薪，在工作上也能夠充分發揮自己的實力。

第二章「總整理」

腦科學和科技的進步，除了加深我們對大腦的理解，也擁有整腦的能力。

腦和身體不斷進行雙向溝通（傳接球）。

隨著持續進行的溝通，「變樣」的腦會造成症狀久久不癒。

整腦可以解決腦的「變樣」，同時了解改善身體症狀的機制。

「整腦」的TMS治療，持續普及於世界各地。

第三章

顛覆常識的「尖端醫療」

磁波可以改變大腦的活動？

我和健在舊金山道別。他要回到工作崗位上，而我也要踏上返回日本的歸途。

在這趟美國之旅中，他表現得非常紳士。想到自己還曾經懷疑他是騙子，我不禁覺得羞愧。

「妳回到日本以後，請好好和媽媽商量有關TMS治療的事。如果還需要其他的資訊，可以盡量問我。」

這樣的道別太過乾脆。我想或許因為他是醫生，只是很親切地向患者家屬伸出援手而已。不知為何，我內心有股隱隱作痛的感覺。

我坐在飛往日本的機上，內心不斷思索著。

「如果真有這種治療，真想讓媽媽也試試看。」

健和田特勒醫生，還有梁醫生都是值得信賴的好人。

但是，知道這項治療才沒幾天就下決定太匆促了。回到日本後，我靠著一己之力，開始調查有關TMS治療的資訊。另外，我也發了電子郵件給健，問了一堆問題。

「健，趕快告訴我，TMS到底是怎麼出現的？」

從TMS治療的歷史到發展現況，他都一一回答我。

「其實，在真正實現TMS治療之前，歷經過一段很長的時間。最主要的原因是，在醫療方面，大腦的治療是很大的難關。」

大腦由頭蓋骨保護。頭蓋骨的厚度大約是三～八釐米。頭蓋骨最重要的功能，就是守護對人體而言最重要的臟器「腦」。

但是，頭蓋骨對醫療的施展卻也造成了阻礙。在第二章已經說明，對從大腦著手以改善身體症狀的醫療而言，頭蓋骨會成為進行醫療的障礙。

接著，讓我們一起簡單回顧大腦醫療的歷史。

醫療的立意是以電流刺激神經，達到改善症狀的目的。用電流刺激神經的做法在醫療史上已行之有年。

據說在羅馬時代的醫生就懂得利用魟魚，以電流刺激腿部，有效改善疼痛和痛風的症狀。

根據史書記載，羅馬帝國的第二任皇帝提貝里烏斯．克勞狄烏斯．尼祿（BC42～AD37）就是靠這種治療方式痊癒。電流刺激的主要對治病症包括頭痛、關節痛、痛風等慢性疼痛。一六〇〇年代伊莉莎白女王的主治醫生威廉．吉爾巴特也將電流刺激當作診療的一部分。

說得極端一點，神經的活動就是電流的活動，因此醫生們認為，「只要給予電流刺激，就能改變神經的活動」。就像用電擊棒擊退色狼時，對方的身體會不住顫抖。藉由電流刺激以改善症狀，和電擊棒的原理差不多。

如果用電流刺激前臂，手指會動。原因是位於皮膚之下的神經受到刺激，促使手指活動。

腦是神經的密集之處。因此有人預測，和手臂的神經基於同樣原理，若給予大腦刺激，應該能調整其活動。但是，想要刺激大腦會遇到一個難題——受到頭蓋骨的阻礙。

電流通過身體結構時會減弱，而頭蓋骨的電阻是柔軟皮膚等其他部分的八～十五倍。換言之，電流的刺激無法穿越頭蓋骨，自然也無法到達腦部。

因此，有人想出用磁波取代電流的方法。不知各位是否聽過「法拉第電磁感應定律」？或許有人在高中的物理課學過。

麥可．法拉第（一七九一年～一八六七年）是英國十九世紀的物理學家兼化學家，他進行了一連串有關電流和電磁的研究，對發電機和電動機的開發厥功甚偉。因為他卓越的貢獻，他的照片曾一度被印在英鎊紙鈔上。

一般簡稱為法拉第定律的「法拉第電磁感應定律」，最簡單的定義是「穿過一條電路的磁波，由流經此電路的電流所產生」。

是不是覺得難以理解呢？我就再解釋得清楚一點。

法拉第把線環繞在鐵環上。接著按照某種規律，在一邊的導線連上電流，結果發現線圈中會產生磁波。最後他知道這時產生的磁波，會往另一邊的線圈產生電流。拉法第在一八三一年記錄了這個現象，據說當時使用的鐵環至今仍展示於英國皇家科學研究所。

或許有人聽過「安培右手定理」。所謂的安培右手定理，意即將大拇指的方向指向電流，再將其他四隻手指握緊電線，那麼彎曲四指所指的方向就是磁感線的方向。前述的線圈如果依照這個定理的方向通電，也會產生電流和磁波。

這個方法顯示，只要電流透過磁波活動，即使在遠處（例如頭蓋骨外側和內側的腦），電流也能刺激腦部。

法拉第利用以這種方式產生的磁波，進行在遠處刺激神經和大腦的實驗。這次的實驗是首度嘗試使用磁波來改變腦部活動，但是當時

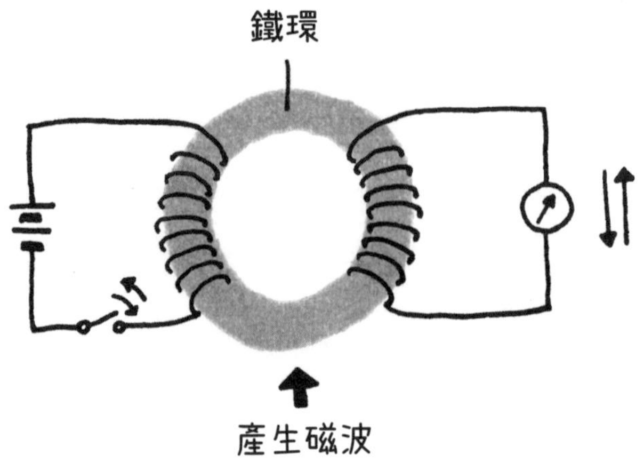

的技術尚未發達，實驗並未成功。

世界首度！英國雪菲爾大學的研究成果

之後過了一段漫長的歲月，法拉第的研究成果終於有人接棒，重新展開以磁波整腦的研究。

以安全的方法整理被頭蓋骨包覆的腦，是醫療界追求的目標。磁波不論通過身體的哪一種組織，都不像電流一樣會減弱，可以順利抵達深處。即使是電阻大的頭蓋骨也不成問題，能夠送到大腦。

另外，磁波的優點包括，刺激時造成的疼痛輕微，和外科手術相比，安全性高很多。

距今約四十年前，英國人和法拉第一樣最先付諸行動，研究地點位於雪菲爾大學。

雪菲爾是個大學城，距離倫敦北部約有三百公里，位於曼徹斯特聯足球俱樂部所在地的曼徹斯特和披頭四發跡的利物浦東部。著手於以磁波刺激腦部的是由理工學者安東尼・巴克所帶領的「雪菲爾小組」。

另外，與這個小組共同研究的麥克・波爾森，一九八二年發表了透過磁波可以刺激手臂神經[*49]。同一年，梅爾頓等人在位於倫敦女王廣場的國立醫院，首度成功以磁波刺激腦部。

他也將這次的結果發表於英國的權威性科學雜誌《The Lancet》[*50]。實驗是讓受試者把做成環狀的線圈戴在頭上，讓磁波刺激掌管運動機能的部分後，手腳確實活動起來。受試者不會感到疼痛等不適。根據法拉第定律，流經於頭上線圈的電流會產生磁波，送達腦部。

雪菲爾小組把實驗的詳細經過再度發表在《The Lancet》[*51]。這套系統被稱為Sheffield Magnet，這也是全世界第一台ＴＭＳ治療器。一九八五年距離拉法第的年代經過了一五〇年。

「謝謝你回答我這麼多問題。以磁波整腦的方法，真的歷經了漫長的歲月才得以實現呢。但為什麼會開始用於治療憂鬱症呢？」

針對這個問題，健又進一步為我說明。

「在改善憂鬱症的效果上，有個名叫麥可．喬治的人是其中翹楚。」

全球三億人！證實有效改善「憂鬱症」

TMS的治療技術，後來也適用於改善憂鬱症。

光是美國，為憂鬱症所苦的患者一年高達一五〇〇萬人，據說平均每六人就有一人罹患過憂鬱症。根據WHO（世界衛生組織）估計，憂鬱症是造成無法工作的主因之一[*52]，全世界的憂鬱症患者約有三億人。

說到憂鬱症的治療，長久以來一直以一九五〇年代開發的抗憂鬱藥物為重心，但藥物治療也有其極限。

根據被稱為「STAR＊D」近年來大規模抗憂鬱藥物的研究，單一種類的藥物可改善患者症狀的比例是五十二%。但之後就算嘗試其他藥物，患者不見改善的比例也高達三十三%。

不見改善效果的人，一年多達五百萬人（美國）。如同前述，藥物的成分會循環到身體各處，包括大腦，也因此引發了各種副作用。

以憂鬱症而言，受影響的部分除了大腦，還包括其他方面，例如睏倦和想吐等副作用。說得直接些，以藥物治療，難免有幾分「亂槍打鳥」。

因此，若能開發出只對患部產生作用，同時盡可能減少副作用的治療方法，對眾多患者無異是一大福音。

TMS能夠滿足上述條件。腦科學和科技的進步，將以往的夢想化為現實，能只針對大腦需要調整的部位給予刺激，同時也跨越了被醫療界視為阻礙的頭蓋骨。更重要的是，我們已經確定，只要使用安全性無虞的電磁波，就可以針對大腦特定區域給予刺激以便整理。

六成「難治型憂鬱症」獲得改善

一九九五年，麥可・喬治等人首度發表了TMS對憂鬱症治療的效果[*53]。

喬治在美國南卡羅來納州醫科大學擔任精神科醫生，他任職於美國醫療研究機構的最高殿堂——美國國立衛生研究院（NIH）時，便開始思考「TMS是否能夠應用於治療憂鬱症？」

憂鬱症患者的特徵是腦的左前額葉（最核心的部位稱為背外側前額葉皮質）活動低落。因此他認為刺激、活化這個部分，或許能達到改善的效果。

透過TMS來治療憂鬱症，症狀獲得改善的病例僅有六件。之後，研究了超過三千件的病例，終於確認其效果千真萬確。

二〇〇二年，TMS在加拿大被認證為無須藥物改善憂鬱症的治療法。

二〇〇八年，Neuronetics公司的「Neuro Star」通過許可，成為FDA核准可用於治療憂鬱症的機器。

「我知道ＴＭＳ治療憂鬱症的效果已經得到認證。可是，我還是不清楚它能夠發揮多少效果。以ＴＭＳ治療憂鬱症時，改善的機率有多少呢？」

「我再說得詳細一點吧。與憂鬱症相關的數據很多，用來說明ＴＭＳ的效果和安全性再適合不過了。」

透過ＴＭＳ的治療，大約有六成患者的症狀得到改善，另有將近四成的人，症狀減輕或幾乎完全消失[*54]。

所以，製造機器的公司Neuronetics才會號稱『每兩人有一人會出現明顯的效果，三人中有一人的症狀會消除』[*54]。

或許妳會覺得『才六成又不是很多』，但這些接受治療的患者罹患的是難治型憂鬱症。換句話說，他們已經嘗試過各種藥物，症狀卻不見改善。而這群人中有六成得到改善，以當時而言已經是劃時代的創舉。

結果顯示，接受ＴＭＳ治療前，清一色屬於中等症狀和重症的憂鬱症患

圖3｜TMS的治療效果

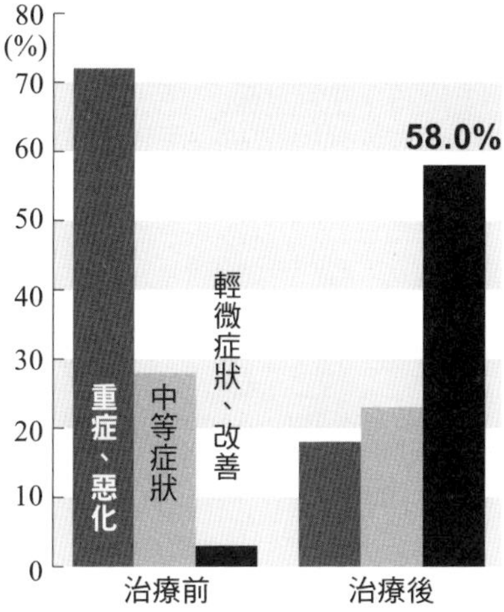

※這份資料所顯示的效果是日常的診療情況。經過嚴密的臨床實驗（也會和沒有接受治療的人做比較，進行嚴密的效果判定。稱為隨機對照實驗）之後，症狀改善的人大約是每4人中有1人（23.9%）。症狀幾乎完全消失的人有14.2%*①（根據Neuronetics公司的資料）。和Neuronetics公司並駕齊驅，同為高市占率、由田特勒醫生擔任總裁的Brainsway所進行的隨機對照實驗顯示，治療5週後，每3人中有1人的症狀幾乎完全改善了。*②

者，治療後有將近六成得到改善（參照圖3）。

以往透過藥物或心理諮商治療，症狀獲得改善的機率是一半。換言之，當中無法獲得改善的人，經TMS治療後，有過半數的人症狀獲得改善，能夠有這樣的表現非常令人驚豔。

和使用古柯鹼治療憂鬱症的林肯時代相比，恍若有隔世之感。

我自己也認識接受TMS治療後症狀得到改善的患者。

這位男性已罹患憂鬱症將近十五年。自生病以後，就不常和朋友聯絡，總是關在家中不出門。不單如此，因採取服用抗憂鬱藥物的治療方式，經常引起各種副作用，影響到日常生活和工作。

但接受ＴＭＳ治療後，症狀獲得改善。他擺脫憂鬱症後，不但重拾以往的生活，也順利重新融入社會。

還有另一位罹患憂鬱症近十年的人，長期低潮，不論做什麼事都提不起勁，連找工作也有困難。藥物發揮的效果相當有限，且藥物嚴重的副作用把他壓得更喘不過氣。

接受ＴＭＳ治療後，他的病情逐漸好轉，原本服用的多種藥物，也減少到只剩下一種。後來他順利找到工作，現在也和家人相處和樂」。

「我充分理解ＴＭＳ的治療效果了。但是，我還是有點擔心，不知道它的安全性如何？」

「那我就以案例最多的憂鬱症為例，讓妳可以確認藥物和TMS治療各會產生哪些不同的副作用吧。

我附一張表給妳看看。相對於藥物治療會對全身造成影響，TMS治療僅會對接受刺激的部位造成副作用。

我試著把最典型的抗憂鬱藥物〔立普能（escitalopram）〕和TMS治療的副作用，以列表的方式作一比較，一看就很清楚TMS的副作用少得多了（參照下頁圖4）。

主要的問題是以磁波整腦時，有些人會覺得頭痛，但這種感覺很快就會消失。因為副作用無法繼續治療的比例不到五%。也有報告指出有人出現過痙攣的副作用，但三萬例中只有一例，非常罕見。」

「換句話說，TMS的副作用少，效果卻很好。這樣看來，它似是一種零缺點的治療方式。無論如何，整腦的治療方法還是技高一籌吧。」

圖4｜副作用的比較

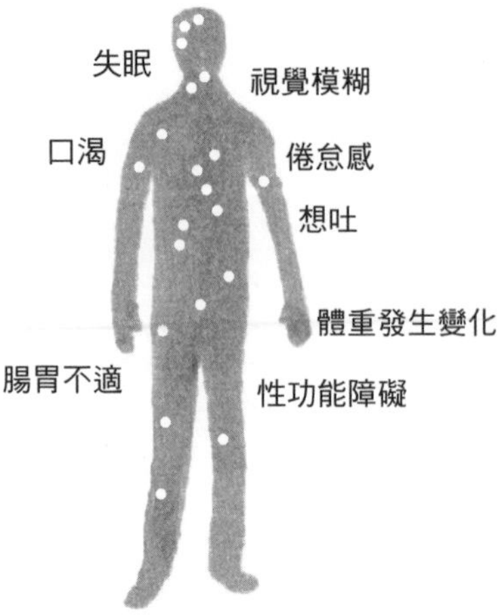

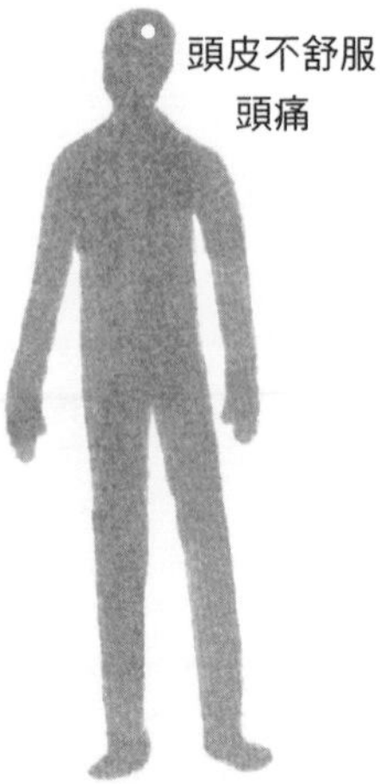

藥物副作用的頻率：
以立普能膜衣錠（escitalopram）
這種抗憂鬱症藥物為例（％）*③

想吐	15
睡眠障礙	9
射精延遲	9
腹瀉	8
口渴	6
睏倦	6
冒汗	5
頭暈目眩	5
感冒症狀	5
倦怠感	5
鼻炎	5
便祕	3
消化不良	3
食慾減退	3
性慾減退	3
鼻竇炎	3
勃起障礙	3
腹痛	2
高潮障礙	2

TMS的副作用
（Brainsway的數據*④）（％）

頭痛	26.7
刺激部位（表面）的疼痛	5
不舒服	3
肌肉痙攣	2
腰痛	2
睡眠障礙	2

引起廣大迴響的日本「NHK特輯」

回到日本後，我也著手調查TMS治療在日本發展的現況。調查後發現，TMS治療在二〇一二年，得到一個於全日本曝光的機會。

所謂的機會是當年二月播出的《NHK特輯！已經發展到這一步！憂鬱症治療》。節目中介紹了憂鬱症的最新治療方法——TMS，據說播出後接到了二千通詢問電話。

這顯示出為憂鬱症所苦的人對新型治療法的渴求。我相信電話詢問的人當中，一定有許多透過以往的治療方式，卻無法得到改善，或苦於藥物副作用的患者，另外也有不少是憂鬱症患者的家屬。

據估計，包含憂鬱症在內，患有情緒障礙的人數在日本超過一百萬人（二〇〇八年以後。資料來源為日本厚生勞動省的網站）。

飽受情緒低落所折磨，但是對治療效果無感的人在日本超乎想像的多。

ＮＨＫ的特輯之所以引起廣大迴響，或許反映出很多人希望擺脫仰賴藥物治療的想法吧。從這個節目後來推出的書籍[*56]，可以感受出日本的精神醫療界較著重於依賴藥物的傾向，但患者們對此已經感到厭倦不堪。

藥物以外的另一個選擇是心理諮商。但光靠心理諮商，能夠得到的效果有限，所以日本和美國及歐美地區的普及程度根本無法相提並論。在不論選擇哪一種治療方式，效果都差強人意的情況下，也難怪大家一聽到有一種效果明顯的非藥物治療方式時，會趨之若鶩。

患者主動「希望」的治療法

我向健詢問在他以前服務的醫院中，患者對ＴＭＳ治療的反應如何。

「根據某間診所的資料，很多接受憂鬱症治療的患者，都是藉由ＴＭＳ

改善了症狀。紐約的某間診所，改善率是九十％；加州的某間診所有七十％。這個結果比剛才說的成效更高。

我們確實感受到以往接受治療卻不見好轉的患者們，現在『都得到改善』了。患者主動要求『我想接受〇〇的治療』的情況並不多見，但是很多人前來就診時卻主動開口說：『我想接受TMS治療』。相對的，表示『我還是吃藥好了』的患者倒是少數。」

二〇一二年的NHK特輯播出後，引起了廣大的迴響，但TMS治療在日本後續的發展又是如何呢？

我又自行做了一番調查。

很可惜，TMS在日本的發展似乎不如歐美般順遂。

從事TMS治療的診所主要分布在東京，但也有擴展到全國各地。雖然拓展的速度不快，但感覺在不久的將來，它會成為我們耳熟能詳的治療方式。只是現階段的治療設備有限，治療方法的標準化可能還要再等等了。

ＴＭＳ治療似乎有各種步驟和設定，而這點正是決定治療品質的關鍵。畢竟腦的構造極為精密複雜，一想到要是給予刺激的部位稍有差錯，還是會覺得不安。如果治療能夠變得更普及，應該就不必擔心水準會良莠不齊。

經過幾年的累積，日本終於在二〇一七年核准ＴＭＳ為憂鬱症的醫療器材，這應該也是促成治療普及的契機吧。隨著治療設施的資訊透明化、治療費用降低，ＴＭＳ治療不再遙不可及，得以造福更多的患者。

雖然用於憂鬱症的治療得到認可，但用於改善身體疾病的ＴＭＳ治療在日本似乎還不發達。像媽媽腰痛的情況，聽說需要的技術和治療憂鬱症的技術不同。

案例④　高效果和安全性

有位患者在就讀名校大學期間，因為憂鬱症不得不休學。她的情緒始終處於低潮，完全提不起勁做任何事，精神也無法集中。

除了優秀的課業成績變得一落千丈，連打理日常生活都變得困難，基本上都待在家中。

她服用過的抗憂鬱藥物超過十種，當然也有去心理諮商，甚至連必須事先全身麻醉才能進行的電痙攣療法（ECT）都嘗試過。

但一切的治療全都是白費工夫，因為症狀完全沒有改善的跡象。別說改善，藥物帶來的副作用反而把她折磨得苦不堪言。

有報告指出，電痙攣療法可能會造成記憶力減退的副作用。對她而言，這種療法只會造成負面影響，沒有實質的效果。

在要失去希望時，她下定決心要接受TMS治療。TMS治療每週要進行三～四次，總療程要三十次左右。以TMS治療一段時間以後，憂鬱症的症狀逐漸好轉，也沒有引起惱人的副作用。

她擺脫憂鬱症後成功復學。這位患者積極嘗試不同治療，但每次都會引發不同的副作用。

這位有長遠未來的年輕人因為TMS改變了自己的命運。

第三章「總整理」

TMS是克服頭蓋骨障礙的最先進醫療。

針對憂鬱症已確立其效果，連難治型憂鬱症也有六成的改善機率。

和藥物治療相比，效果更好，副作用也更少。

第四章

由大腦改善身體不適

從大腦著手，治癒身體

「透過憂鬱症，我已得知ＴＭＳ的效果了，也知道ＴＭＳ在腦部醫療史上，受到全世界的注目。

但是，針對ＴＭＳ改善身體不適的治療又是如何呢？」

「ＴＭＳ開始受到注目的原因是可以用來治療憂鬱症，不過在『從大腦調整身體』方面，它也備受各界注目。包括妳母親的腰痛在內，ＴＭＳ治療適用於許多症狀。所以應用的可能性也愈來愈廣。」

藉由整腦以改善身體的疾病，ＴＭＳ稱得上是先驅吧。

ＴＭＳ的優點是可以依據不同的疾病，只活化特定的大腦區域。也可以同時活化好幾個部位。不只可自由設定部位，針對治療本身，也可以進行更多細部的設定。

舉例而言，磁波的頻率並非一成不變。例如「用10Hz整腦，1Hz鎮定腦部」等，磁波的強度和模式都可以調整（頻率就是一秒間產生的磁波次數。10Hz就是一秒產生十次磁波）。

醫生可依照患者不同的症狀，將磁波調整為最適合治療的頻率。

目前在全世界約有有18種左右的TMS治療機器。為了提升治療效果，許多企業無不傾盡全力投入開發。

比較機器之間的差異涉及到專業部分，最好還是請教相關領域的專業人士，不過基本上可分為兩大類：分別是「Deep（深層）TMS」和「一般TMS」。

深層TMS——抵達「大腦深處」

所謂的「深層」，顧名思義就是能夠讓磁波傳到至大腦「深處」的TMS。

磁波是否能夠抵達大腦深處是治療的關鍵。如果把重量約一．五公斤的腦當作一顆球狀物，它的半徑大約是五～六公分。

有些疾病的症狀和大腦深處有關。所以磁波必須傳達到大腦深處，才能發揮治療的效果。

目前已經證實深層TMS適用的治療領域很廣，針對不同大腦區域都有希望得到改善。

「深層TMS」的線圈（產生磁波的部分），可將磁波送達至距離大腦表面約一．八公分深的位置（距離比保護著大腦的硬膜還要深）。準確來說，就是以線圈接觸頭蓋骨時，磁波可傳送的最遠距離。從大腦表面到深層的活動都能夠得到活化。

深層TMS的專利權為以色列的「Brainsway公司」所有，而這間公司也開發了好幾種線圈。線圈類型通常分為H1到H14，一般標準及深層型都有。

我在田特勒醫生的診所看到的線圈五顏六色，種類繁多，這表示有更多的大腦迴路能夠得到活化。

一般TMS——特定部位的效果

「深層TMS」以外的大多數TMS治療機器都屬此類。丹麥的「Mag Venture」、英國的「Mag Stim」、在美國最早被認可有治療憂鬱症效果的「Neuronetics公司」等，都有投入製造機器。二〇一七年在日本得到核准用於憂鬱症的TMS治療機器，是Neuronetics公司的產品，屬於一般TMS。

Neuronetics公司的TMS治療機器，產生的磁波大約可抵達的距離是距大腦表面有〇．七公分之深。和深層TMS相差了一．一公分。

磁波可及之處的神經細胞活動都屬於可活化範圍，相較於一般TMS能夠作用的腦部容積是三立方公分，磁波可抵達腦部更深處的深層TMS則是十七立方公分，超出前者達五倍以上。

一般TMS穿透的深度有限，能夠治療的疾病也隨之受限。腰痛等多種疼痛，需要活化大腦深處才能獲得改善，所以一般的TMS機器也愛莫能助。

ＴＳＭ會依照疾病的機制（腦迴路、腦的位置）改變調整方式。深層ＴＭＳ的優點是作用的範圍更深更廣，能夠活化的迴路更多，但如果是僅限於一小部分迴路需要整頓的疾病，使用一般ＴＭＳ更為有利。

至於要採取磁波能穿透到深層的深層ＴＭＳ，或者僅刺激特定部位大腦區域的一般ＴＭＳ，必須依照症狀判斷。

改善身體的各種症狀

以下我再次列出ＴＭＳ可望改善的疾病和症狀。

包括慢性疼痛、耳鳴、疲勞、失眠、肥胖、暴食、厭食、偏頭痛、失智症和輕度認知障礙（程度比失智症輕微的記憶障礙）、焦慮、菸酒或藥物成癮、心理創傷、躁鬱症、強迫性障礙、注意力不足過動症、自閉症、幻聽、帕金森氏症、中風後的復健、纖維肌痛症、多發性硬化症等。

治療效果包含了許多身體疾病（慢性疼痛、疲勞、肥胖、過度飲食、厭食、纖維肌痛症），也有介於身體和腦部之間的疾病（失眠、成癮等）。

總而言之，希望各位已注意到，多數疾病和症狀都適用於TSM治療。在此我只是列舉出主要的症狀，讓各位知道TMS的可能性。

讓過熱的大腦「冷靜」

如第二章所述，疼痛和腦有關。

目前已經證實TSM能夠藉由「整腦」，達到消除疼痛的目的。原理是刺激掌管身體活動的腦中樞——運動區。運動區受到刺激後，能夠有效讓因疼痛導致「過熱」的腦迴路「冷靜」下來（參照第二章）。

負責每個身體部位的運動區在腦中各有不同的位置。舉例而言，負責腰部的運動區在腦部正中央的深處，因此治療腰痛時，採用磁波能穿透深處的「深層TMS」能得到顯著的效果。為了消除疼痛而接受TMS治療時，選擇合適的類型很重要。

接著來看看頭痛。

在日本，苦於慢性頭痛的人非常多。其中的「偏頭痛」是會突然產生劇痛，且反覆發作。吃藥效果也不穩定。目前已確定ＴＭＳ對偏頭痛也能發揮療效。

美國的ＦＤＡ核准了名為「Cerena ＴＭＳ」[*57]的ＴＭＳ治療機器，作為偏頭痛引起疼痛時（伴隨著眼前出現光輪的症狀急性發作）的治療。

在美國，已經通過ＦＤＡ核准使以ＴＭＳ治療憂鬱症和偏頭痛。

「Cerena ＴＭＳ」刺激的是後頭部。根據報告指出，不論使用一般ＴＭＳ或深層ＴＭＳ，只要刺激和憂鬱症同樣的部位（背外側前額葉皮質），就能發揮減緩偏頭痛的效果[*58]。

此外，也有報告指出，不單是疼痛發作的時候，ＴＭＳ也有預防性治療的效果（防止偏頭痛復發）[*59]，但尚未得到認可。

如今已充分證實，ＴＭＳ對糖尿病等引起的四肢神經痛（被歸類為神經源性疼痛）有改善效果[*60]。同時有報告指出，深層ＴＭＳ也有同樣的效果[*61]。

根據最近來自日本的報告，為了改善腳痛而刺激運動區時，只有深層ＴＭＳ

有改善效果[*62]，使用一般TMS則無效。

「大腦疲勞」連帶身體也疲勞

疲勞感和疼痛並列為出現頻率很高的症狀。

日本的一般成年人據說有六成自覺疲勞，總人口的三分之一有慢性疲勞的問題[*63]。從「過勞死」一詞已成為國際用語的現象，不難想像工作過度所造成的疲勞感，在日本已造成嚴重的社會問題。

許多醫學觀察已證實，TMS可發揮減緩疲勞的效果。

多發性硬化症是一種神經內科的疾病，經常伴隨強烈的疲勞感[*64]。田特勒醫生等人，以深層TMS刺激運動區和左背外側前額葉皮質，結果成功減緩了多發性硬化症造成的疲勞感[*65]。

另外也有人發表，會出現全身疼痛和疲勞痛的纖維肌痛症，經過TMS治療後，不適症狀也減緩了[*66、67]。

此外，也有初步數據顯示，透過TMS治療，改善倦怠感的比例為三十六・

一％，在統計上具有顯著意義。

刺激左背外側前額葉皮質，有機會藉由整腦以降低疲勞感。

「大腦疲勞」被視為一種中樞性疲勞（或稱為精神性疲勞）。罹患與此相關的慢性疲勞症候群患者，其左右的前額葉都有縮小的現象[*68]。

根據日本的團隊研究，前額葉的一部分（內側眼窩前額葉皮質）負責接收疲勞的感覺，可見疲勞和前額葉脫不了關係[*70]。大腦具備「偵測功能」，感覺到疲勞存在時，會產生變化以應付疲勞。因此，整理「變樣」的腦，有助消除疲勞。

根據推測，TMS藉由活化左背外側前額葉，以間接的方式調整部分的前額葉（內側眼窩前額葉皮質），達到減緩疲勞的目的。

當情緒變得惶恐不安，或鑽牛角尖，預設模式網路（Default Mode Network。簡稱DMN）的活動力會過度旺盛，腦中的大半能量都會被DMN給消耗掉。

所謂的DMN，是一種由內側前額葉皮質和後扣帶迴皮質等構成的腦內迴路，即使我們什麼也不做，仍會持續活動。若以車子來比喻，相當於怠速空轉的狀態。

ＤＭＮ過度活動，等於「過度使用」大腦。藉由ＴＭＳ刺激左背外側前額葉皮質，應該可以降低ＤＭＮ的活動力。另外，採用正念療法（參照第六章）整腦，也能發揮同樣的作用。

但要注意的是，產生疲勞的原因很多，並非只受到單一因素影響。因此，以ＴＭＳ治療時，事前應進行審慎的評估。面對疲勞問題時，一視同仁的把ＴＭＳ治療當作解決方法，並非世界共通的標準。

美國常見的「耳鳴」問題

在美國約有六千萬人有耳鳴問題（約有四分之一嚴重到生活出現障礙）[*71]。經過幾項精密的研究之後，發現ＴＭＳ能夠發揮改善耳鳴的效果。

引起耳鳴的機制是位於耳朵上方、被稱為聽覺區的腦（顳葉）有部分活動過於旺盛，但可透過ＴＭＳ鎮定。

根據費爾曼醫生等人的資訊可得知，最近慢性耳鳴的人，有半數以上接受TMS治療後得到改善[72]。

不過，以TMS治療耳鳴時，需要稍微特殊的手技。詳細情形在此省略，但要提醒各位的是，最好找有經驗的醫生接受治療。

預防「暴食症」「厭食」「肥胖」！

「飲食」是我們身為人的基本需求，但能控制得當的人不多。有人苦於暴飲暴食；有人苦於好不容易瘦身成功，卻又馬上復胖。坊間充斥各種減肥方法，不難想像，控制飲食對許多人而言是一大難題。

另外，從飲食生活下手，可以預防生活習慣病、失智症等健康問題。

人類的飲食行為，和掌管理性的背外側前額葉皮質，與掌管欲求的邊緣系統的平衡有關[73]。若把前者稱為理性腦，後者就為動物腦。

換句話說，若理性腦取得優勢，食慾就能受到理性的控制；若由動物腦掌握大局，食慾就無法受到壓抑，導致暴飲暴食。

但透過最新的腦科學研究顯示，食慾受控的機制比原本所知的更為複雜。目前已知飲食失調的人，是因看到食物時，腦的某個部位（頂葉和島葉）無法順利產生反應。

另一方面，和厭食症（極度排斥飲食，導致體重過輕）的人相比，暴食症患者腦中掌握慾動的部分（負責維持理性和慾望的平衡，位於頂葉和顳葉的島葉等部分／參照35頁圖1）處於高度活動的狀態。換言之，透過理性控制慾望的機能若無法充分發揮，就會無法抑制食慾[*75]。

島葉就像翹翹板一樣，負責維持理性和慾望的平衡。飲食失調的問題，取決於島葉的活動狀態，也就是翹翹板的傾斜角度[*75]。

原本我們身體的各項功能，是以消化系統為重心，而表現出來的「飲食行為」也會受到腦的影響。如同第二章所述，「惡性循環的傳接球」會改變大腦。因此，整腦以調整身體的功能，也會促使飲食行為恢復正常。

島葉位於大腦深處，所以需要深層TMS的技術。

因此以TMS預防肥胖和代謝症候群等生活習慣病的效果也備受期待。

抑制「想抽菸」「想喝酒」的慾望

人是很容易對某種事物上癮的生物。前面提到的飲食行為也算是其中之一。在需求未能得到滿足時，就把情緒宣洩在食物上，幾次下來就會逐漸養成習慣。除了暴食，抽菸、手機、電玩、購物等，也都是現代人常見的上癮對象，其中最嚴重的要屬酒精和藥物成癮。這類的成癮問題，在美國造成的嚴重程度超越日本的社會問題。

基本上，只要是日常生活中會接觸到的事物，都可能成為上癮的對象。

一般而言，戒除成癮的行為難度非常高。方法包括心理諮商、服用醫生的處方藥、參加同樣為成癮行為所苦的自助性團體等，但不論選擇哪一種，都是一場長期抗戰。

但我們已經掌握「上癮」的腦內機制。當大腦皮質和邊緣系統的理性腦通往動物腦的迴路出現異常，就無法抑制「想抽菸」「想喝酒」的衝動。

針對上癮的治療，TMS的做法是刺激背外側前額葉皮質的理性腦部分。有報告顯示，接受上述治療後，能夠降低對菸酒、古柯鹼等成癮物質的慾望[*76]。

同樣的，如果要改善飲食行為的問題，島葉也是治療的標的。

深層TMS針對菸癮的戒除，同時採用刺激島葉和前額葉皮質的方式治療。治療之後，成功戒除菸癮的比例是四十四％。這個數字可媲美在日本很受歡迎的禁菸藥品「Champix」（伐尼克蘭）。針對酒精成癮，也有同樣的結果[*77]。

深層TMS用於治療的效果逐漸受到肯定，但一般TMS的實績似乎還不夠充足。

案例⑤　成功戒除酒癮

有一位三十幾歲的男性，為了排遣工作壓力而經常喝酒。一開始，他只是晚上小酌兩杯，但不知從什麼時候開始，變成了紅酒加威士忌，而且酒的飲用量和種類都不斷增加。喝酒能讓他暫時擺脫壓力的束縛，因此愈喝愈兇。

身邊的人都告訴他「你喝太多了」，但他本人並不承認。最後，即使他想少喝點酒也辦不到。

他考慮了多種治療方式，其中也包括了TMS治療。

經過深層TMS治療之後，這位男性慢慢能夠克制想喝酒的衝動，喝酒量和種類也減少了，最後順利擺脫「酒癮」。

改善認知機能達六～七成！

失智對高齡化社會而言是一個不容忽略的社會問題。

失智是大腦老化所引起的疾病，據說超過六十五歲的人口中，每五人就有一人會罹患「阿茲海默症」。

雖然可以預防阿茲海默症的方法據說不只一種，但目前的醫療現狀是，一旦確診為失智，唯一可行的只有服用藥物以延緩症狀繼續惡化。因為目前尚未發現有效的治療法。

一般認為，失智症是因為β澱粉樣蛋白等老舊廢物累積，導致腦細胞受到破壞所引起的疾病。失智症患者的前額葉和記憶中樞海馬迴等所在的顳葉，以及頂葉萎縮得特別明顯，或者處於活動低落的狀態。

ＴＭＳ治療備受期待的理由是，能夠針對上述特定區域進行活化。Neuronetics公司開發的「neuroAD Therapy System」，是一套兼具ＴＭＳ和認知機能訓練（類似大腦訓練）的系統[*78]。

在剛開始的幾十秒鐘內，患者會接受ＴＭＳ的刺激，接著接受認知機能訓練。之後一再反覆刺激加訓練。

要刺激的部分，為大腦中六個因失智造成衰退的部位。

所謂的認知訓練，就是訓練接受刺激的大腦區域，使之恢復功能。為了讓接受ＴＭＳ刺激的大腦區域恢復原有機能，必須立刻進行大腦鍛鍊。

經過隨機對照實驗，這套「neuroAD Therapy System」展現出良好的成效[*79、80、81、82]。

這套系統在歐洲，已經通過ＣＥ（歐洲合格認證）的核准，可用於治療輕度到中度的阿茲海默症。因為已通過ＣＥ的核准，今後的治療效果也令人備受期待。此外，一般ＴＭＳ也已嘗試用於治療失智症[*83]。

深層TMS的磁波能夠抵達顳葉和頂葉（其中又以位於深層的後扣帶迴皮質最為重要）。若接受深層TMS的治療，與阿茲海默症相關的左右前額葉皮質、顳葉、頂葉能夠同時得到刺激，甚至包括了後扣帶迴皮質的左右頂葉。

用TMS治療失智症，以及惡化成失智症前的輕度認知障礙效果備受期待。根據一份有關十一位阿茲海默者患者的報告，患者的認知機能有六～七成得到改善（不過這份報告缺乏沒有接受治療的對照組的比較）[*84]。

在另外一項以二十六位阿茲海默症患者為對象的隨機對照實驗中，經過四個星期的治療之後，可發現認知機能有出現改善[*85]。

難以治癒的困難疾病與TMS

強迫症（以前稱為強迫性神經症）是一種患者會出現強迫性行為的病症，例如在意房間整潔、反覆確認是否上鎖，或者是動不動就洗手等。

強迫症在以往被視為難以治療的病症，但是在TMS治療問世之後，也有人開始期待能出現前所未有的改善。不過強迫症的治療必須透過深層TMS的刺激，順帶一提，美國可望在近期核准TMS用於治療強迫症*。

美國和歐洲的認可差異

「TMS治療的有效程度會因疾病而有異。你可以用比較簡單的方式讓我了解TMS到底對每一種疾病有多少治療效果嗎？還有我所接收的訊息有多少可信度呢？」

「我之前已經告訴過妳TMS對哪些症狀會產生效果，像憂鬱症等疾病，在效果和安全性上，已經確認無虞，但有些症狀還在確認中。以現狀而言，有許多症狀都需要利用深層TMS的技術。

TMS針對每一項疾病到底能發揮多少治療效果呢？可信度又有多少

*編註：已於二〇一八年核準。

呢？我接下來就列一個指標讓妳更容易了解吧。

我依照科學的根據，試著整理了一份治療上的『確立度』（參照左頁圖5）。我指的確立度，都是通過政府核准的國家級認證，尤其是通過美國FDA認可的，治療效果的確立度都很高。

除了認證，這張圖表展現的確立度也包括臨床實驗的結果。

還有……佐秋，如果妳願意，要不要帶妳母親來聖地牙哥接受治療呢？在日本有提供TMS治療的診所相當有限。當然前提是妳們兩個人都願意」。

回到日本幾個月後，我帶著媽媽前往聖地牙哥，目的是找健治療媽媽的腰痛。因為在日本不容易找到治療疼痛的TMS。

正如健告訴我的，除了憂鬱症，TMS對其他大多數疾病的效果，目前在日本仍在確認之中。通過核准用於治療憂鬱症的是一般TMS機器，不

圖5｜TMS治療的確立度

1 已得到核准的項目：FDA、CE

TMS治療的安全和效果已受到政府機關核准的項目。這裡所指的政府機關是美國的FDA和歐洲的CE（CE把醫療器材的安全性視為首要，FDA的重點是效果和安全性。FDA的審核期為1～3年，相當耗時）。

【FDA】	【CE】
重度憂鬱症、偏頭痛	重度憂鬱症、慢性疼痛、阿茲海默症（失智症）、躁鬱症、心理創傷、思覺思調的負性症狀、帕金森氏症、煙癮、自閉症類群障礙、強迫性障礙、多發性硬化症、腦梗塞

2 效果已受到明確的證實（包含上述已通過核准的項目）

透過隨機對照實驗這項精密的臨床實驗，效果已受到證實的項目

慢性疼痛、耳鳴、重度憂鬱症、偏頭痛、阿茲海默症、心理創傷、自閉症類群障礙❶、煙癮、酒癮、帕金森氏症、強迫性障礙❷、慢性神經性疼痛❸、多發性硬化症（也有資料顯示會導致疲勞）、纖維肌痛症（伴隨疲勞）

3 雖然有顯示出效果，但目前仍在確定中

在非隨機對照實驗的臨床實驗中顯現出效果，或者效果仍在隨機對照實驗中進行驗證

輕度認知障礙❹、肥胖、厭食症、古柯鹼成癮、注意力不足過動症❺、雙極性疾患的憂鬱狀態、感覺統合失調的負性症狀❻、高齡者的憂鬱症、感覺統合失調的妄想等。比較特殊的是，也有人正在討論是否有改善勃起障礙的效果。

※（本資料是以Brainsway的數據為依據，再經過部分更新。上述狀況隨時會出現變化，建議以最新的資訊為準。有關CE的核准，以深層TMS〈Brainsway〉為主要對象）。

① 據說自閉症和以往被稱為亞斯伯格症候群的自閉性譜系障礙，經過TMS治療後，社會性會有所提升。

② 強迫性行為（例如嚴重潔癖）和確認性行為（反覆洗手）被視為難以治療的疾患。深層TMS預計在近期會得到FDA的核准。

③ 如同前述，起因是糖尿病等，和神經有關的長期性持續疼痛。

④ 不到失智的程度，但記憶力衰退的程度超出實際年齡。有可能是失智的初級症狀。

⑤ 特徵是孩童和成人的注意力不足、過動（坐立不安等）。

⑥ 做事都提不起勁等症狀。

具備深層ＴＭＳ的技術。得到主治醫生同意後，為了讓媽媽及早從疼痛中解放，我和媽媽一起搭上飛機，熬過這段長途飛行。

以笑容迎接我們的健和醫療人員，仔細評估媽媽的疼痛狀況，並詳細說明治療內容。

第一步是找出掌管腰部的運動區域在腦內的對應位置。當ＴＭＳ開始刺激掌管腰部的運動區，只花了一小段時間，媽媽就覺得腰痛減緩了。

稱不上是疼痛完全消失，但是媽媽疼痛發作的頻率確實減少了，可以站著稍微做點事，也有力氣和人談笑。這兩樣對她而言都是久違的體驗。

最重要的是，媽媽的表情變得很開朗，好像恢復成原本的模樣，看起來非常開心。

在這段治療的期間，健和其他醫療人員不斷鼓勵與支持我們。ＴＭＳ治療沒有副作用，一次耗費的時間大約是二十分鐘，不至於對媽媽的身體造成太大負擔。不過，聽說治療頻率和次數因人而異。

為了方便治療，我訂了離醫院很近的旅館。對有疼痛在身的媽媽來說，這樣的安排似乎很理想。為了尋求治療而第一次遠赴美國的媽媽，握著健的雙手，用日語劈哩啪啦地不斷向他道謝。不知是不是我看錯，我覺得健的眼眶也泛著眼淚。

結束最後一次療程之後，在這趟美國行中，我和健終於有時間好好獨處。明天我們就要回日本了。

「健，真的太感謝你了。我真的不知道如何向你表達我的謝意。」

「妳不必向我道謝啦。妳母親的腰痛能夠改善，真的太好了。因為醫療效果再好，也沒有一〇〇％有效這回事。ＴＭＳ並不是能夠拯救所有患者的萬靈丹。所以能夠對妳母親發揮作用真是太好了。」

「我可以問你問題嗎？你為什麼會對我們這麼好，還做到這個程度？」

健沉默了一會兒，然後開口。

「佐秋，我曾經告訴妳我以前在藥廠工作吧？」

「我記得。」

「老實說，以前在藥廠工作的時候，我認為藥就是萬能。我相信只要開發出有用的藥，不論什麼病都治得好。因為我專攻腦科學，感覺那時候自己變得有點得意忘形。滿腦子只想著研發新藥。

當然，藥廠也是在做生意，把藥賣出去是天經地義的事。但是，不知道從什麼時候開始，我變得對周圍的一切視而不見。後來我知道公司開發的藥產生了預期之外的副作用。但是公司並沒有打算停止銷售有問題的藥。

最後，很多人都因為副作用帶來的併發症而飽受折磨。」

健講到這裡，臉好像有些扭曲。

「那個時候，我的母親也和妳的媽媽一樣，開始被某種疼痛折磨得苦不堪言。身為兒子的我，當然希望母親趕快痊癒。但是當時一來我全心忙於工作，再加上我深信藥物萬能，所以唯一做的就是勸我母親吃止痛藥。而且不是一次只吃一種，是同時混合兩三種。

母親難受的樣子，讓我更急著替她想辦法，於是我失控了，拚命加重她的藥量。最後母親因跌倒而過世。」

健的自白讓我無言以對，差點忘了呼吸。

「跌倒是因為藥物的副作用。吃了藥會讓她走路變得搖搖晃晃，結果跌倒時撞到頭。她受傷後在床上躺了一陣子，之後情況就急轉直下了。」

「怎麼會發生這種事……。」

「我現在已經沒事了。說起來真是好笑。在藥廠上班的兒子，因為藥物的副作用而失去了親人。」

健語帶哽咽的這麼說。

他沉默了半晌，靜靜地開口。

「所以聽到妳母親的事，實在沒辦法置身事外。母親去世的打擊讓我辭掉了藥廠的工作。我想學習不仰賴藥物的醫療方式，所以重新就讀醫學院。

沒想到與我偶然相遇的妳，居然也和我有同樣的情況，母親同樣為疼痛所苦。如果說在藥廠上班的兒子，因為藥物的副作用而失去親人是件很諷刺的事，那麼現在已經成為醫生的我，遇到和我母親一樣飽受折磨的人，不應該再眼睜睜看著悲劇發生。我相信有機會幫助妳母親，並不是偶然。」

遲遲無法在日本普及

日本終於在二〇一七年核准了TMS治療。距離二〇一二年引起熱烈迴響的NHK特輯，整整隔了五年的歲月。

遲來的原因是日本對新型醫療器材的審核非常嚴格。

TMS如果沒有得到核准，就不適用於保險給付，對一般民眾而言將是所費不貲的治療方式。而且能夠提治療的醫療機構也會變得有限，不利患者就近接受治療。

另一個令人擔心的問題是，日本民眾對TSM治療可能缺乏正確的認識。即使是國立大學教授等級的人物，似乎也不是每一位都能正確理解這項治療的效果與意義。

施術者若對治療本身缺乏正確的理解，對TMS治療的普及也是一個問題。另一方面，TMS的普及在世界各地則是與時俱進（參照第二章）。從TMS在美國普及的背景看來，美國的醫療界展現出一種從善如流的態度。

說得具體一點，面對「以往的治療效果不夠明顯」「吃了處方藥結果出現副作用」「免受副作用之苦，經過科學實驗證明的有效治療受到許多患者的渴望」等現狀，覺得「既然如此」，那就立刻採取行動的積極態度，正能促使醫療突破現有僵局，不斷進步。

為了克服本章提到的疼痛、疲勞、耳鳴、暴食、成癮症、失智症等，大多數人已想要捨棄只仰賴藥物的治療。希望TMS治療在日本的普及能夠迎頭趕上其他地區。

案例⑥ 「醫生，我可以自己走路了」

某一天，我從手機接到一封訊息。

「醫生，我可以自己走路，不必拿拐杖了。」

我點開訊息附帶的影片檔一看，看到一個面熟的男性沿著海岸正在走路。

這位男性其實是長年苦於腰痛的病患，直到前陣子，他都得拄著拐杖才能走路，而且舉步維艱。

在這之前，他接受了各種治療，遺憾的是，治療都未能奏效。最後，在無計可施之下，他接受了TMS治療。結果僅在接受治療的幾個星期之後就獲得改善。

拜TMS治療所賜，他原本深鎖的眉頭稍微舒展，活動力也慢慢恢復了。不論情緒還是身體狀況都明顯恢復不少，目前也已順利回到日本。

第四章「總整理」

TMS治療對各種身體狀況皆能發揮改善的效果，是最先進的「調整大腦以治療身體」的醫療。

TMS分為許多種類，必須依照症狀選擇合適的種類。

第五章

打造「平衡腦」的好習慣

導致大腦失衡的「壞習慣」

我順利的陪著媽媽回到日本，回歸上班族的生活。

回到日本之後，健依然充當我的諮詢顧問，給了我很多建議，包括「大腦的習性」「思考的特徵」，還有「飲食」。

媽媽恢復的很順利，狀況好到連爸爸都大吃一驚。幾個月之後，到了年尾，我發了電子郵件給健，卻遲遲沒收到他的回覆。好不容易等到他回信，上面也只短短回覆幾句：「不好意思，我最近都在忙學會的事」。

接著就音訊全無。不知從何時開始，我對於我們分處美國和日本，只能遠距離聯絡這件事感到不滿。雖然理智一直告訴我，他只不過是為了幫助媽媽才對我這麼親切，但我還是按捺不住內心的情感。就在聖誕節的前幾天，我暗自下定決心。

「健，聖誕節的時候我要去聖地牙哥，我已經訂好機票了！」
但是健的反應卻很冷淡。
「這麼臨時要來我抽不出時間。」
我的腦中，浮現出他美國女友的模樣。
「健，其實你根本不想理我吧！」
「抱歉，我現在真的很忙。」
我立刻取消了機票。

正如前一章的說明，「整腦的醫療」持續受到全世界注目，也不斷普及。其最大的特徵是，能夠有效解決因為腦和身體陷入惡性循環所造成腦的「變樣」。我們已經透過疼痛等症狀證明了「整腦」的意義。

TMS是整腦的治療法之一。

但是「整腦的治療」的普及程度，因地而異。本章介紹的是在日常生活中，可以自行進行的「整腦的方法」。這個方法不單是讓「變樣」的腦恢復原狀，還能培養出「更好的腦」。

從現代人普遍具有「疲勞」「壓力」問題的觀點來看，本章將深入探討整腦以及調整身體的方法。同時將整腦後的實現目標訂為「平衡的腦」。

所謂「平衡的腦」，指的是腦的「強韌度」（指復原力或韌性）。除了能夠靈活處理來自外在的壓力，也能順利紓解過多的疲勞，讓大腦回春。大腦若能維持應有的「強韌度」，除了有助自律神經保持平衡和免疫力的健全，對身體整體的健康也能發揮正面影響。

想要提振大腦並不容易，因此我們必須知道大腦具備哪些「習性」。首先讓我們看看大腦具備哪些容易失衡的「習性」吧。

透過每天的診療工作，我有很多機會接觸工作過勞、睡眠不足、壓力過大和情緒低落的人，這些人的共通點是「容易累」。一般而言，腦具備以下的特徵。

1. 很謹慎

為了自保，大腦通常把安全擺在第一順位。所以，大腦的特徵是容易感到「恐慌」。

2. 因循守舊

腦對於學習過且已記住的事，會持續產生反應。在介紹疼痛慢性化時所提到的「制約」也屬此類。一旦記住的行為，將會導致疼痛久久不癒，這也是出於腦具備「念舊」的習性。

3. 蠢蠢欲動

腦一刻都停不下來，「靜不下來」，這是腦與生俱來的傾向。從某個角度而言，稱得上是「認真工作」，不過讓人意外的是，想要讓腦放鬆休息，其實並不容易。

4. 認為「想法」是自己產生的

整天下來，人會思考各種事情。如果讓腦袋放空，雜念應該會消失無蹤吧。腦認為產生各種雜念的主人是自己。因此，如果偏向負面思考，通常會產生負面的「自己」。

當然，產生想法的是自己的腦，所以「正在思考的自己」常會被視為「正在思考的內容」。

5. 容易「以下犯上」

掌管理性的理性腦，地位通常凌駕於掌管感性的感性腦，可發揮抑制的作用。換言之，感性受到理性的控制。但是當壓力來襲，感性腦會起身反抗，想要反過來控制理性腦。其實「以下犯上」的情況很容易發生，這時，也表示感性已勝過理性了。

相信很多人都同意，承受壓力時，情感會戰勝理智的說法吧。

容易疲累的「大腦習慣」

那麼，請各位記住上述的大腦特徵，看看容易疲勞的人，其大腦具備哪些特殊習性吧。

心智游移

哈佛大學的研究小組在二〇一〇年的科學雜誌《科學》（*Science*）上發表了一篇震驚社會的論文[*86]。

使用iphone的App，探討現代人「胡思亂想的心（mind wandering）」，是否會對幸福感產生影響。

部分理由和行動電話、智慧型手機的普及有關，這份研究成功的取得許多人（二二五〇人、平均年齡三十四歲）的即時資訊。資料來源以美國人為主，但是App有八十三個國家使用[87]。

結果發現，在參加者清醒的時間內，有將近半數（四十六・九％）的時間都處於「胡思亂想」的狀態。

「胡思亂想的心」的定義是，「在做某件事的時候，心裡想著其他事」。換言之，會自然湧現出各種想法，是「蠢蠢欲動」的腦所表現的特性。

根據研究顯示，和心智未游移的時候相比，不幸比較容易降臨在心不在焉的時候。

換句話說，專心投入於日常生活中各種活動（只想著手邊在做的事）的狀態，對人而言是一種幸福。透過審慎的探討後得知，人並不是因為不幸才變得胡思亂想，而是胡思亂想招致不幸。

我們的腦原本就具備胡思亂想的習性。雖然長輩以前常常告誡我們「要撇開雜念，把注意力集中在眼前的事」，但思緒很容易無邊無際的遊走，或許是因為這原本就是「腦的習性」。

目前已知「心智游離」和第四章提及的腦中ＤＭＮ迴路有關[*88]。經常感到疲憊的人，可能是過度使用熱量消耗量占整個腦部大半的ＤＭＮ。或許是這個結果，造成身心都受到負面影響。

不休息

這也是源自於大腦總是「蠢蠢欲動」的現象。因為大腦不休息，自然也容易覺得疲勞。

這種情況就像熬夜一整晚，腦中變得「一片空白」，記憶力和注意力都大幅減退。工作的時候如果一直不休息，到頭來不但無法集中，也容易犯錯。另外，不斷重複同樣的事也會覺得厭倦。厭倦感也是大腦疲勞的徵兆。

雖然程度因人而異，但適度休息很重要。因為如果不休息，據說大腦會以ＤＭＮ為中心累積老舊廢物[*89]。睡眠不足會剝奪大腦提振的機會，使其變得疲勞不堪。

任性的腦

目前已知，大腦以「自我為本位」的習性，造成大腦的後扣帶迴皮質變得積極活動[*90、91]。另外，這項特性也會影響內側前額葉皮質[*92]。因為這兩者都負責掌管DMN的重要部位，如果使用過度，據說很容易感到疲累。

為了讓各位更清楚理解，可以把人比喻成一種妖怪。

這種妖怪有張大嘴，胃袋也相當巨大。但是連接嘴巴和胃袋的食道卻非常細。妖怪的胃袋空無一物而想吃東西填飽肚子，而他也如償所願的讓食物通過大嘴送進胃袋。

妖怪為了盡速填滿空虛的胃而拚命的吃，但是食道太細，食物不容易通過喉嚨，而且吞嚥時會感覺疼痛。後來，妖怪的胃袋雖然被填滿了，但食慾又再度被喚醒，所以只能忍著疼痛繼續把食物送進口中。

這個比喻告訴我們，人類的慾望常伴隨著疼痛。

以慾望為優先的感性腦「以下犯上」，企圖壓制理性腦的情況，特別容易發生在壓力來襲的時候。大腦的後扣帶迴皮質與人的各種慾望有關。慾望或許能帶來一時的快樂，但也會帶來苦痛。

若是一再反覆這樣的過程，對腦而言就是陷入片刻不得歇息的惡性循環。

接著我再舉個更簡單明瞭的例子。

假設你現在正在減肥，發誓絕不碰甜食。但後來發生一件讓你備感壓力的事，你滿腦子變得只想「吃甜點」。這是因為感性腦占了上風。另一方面，正值減肥期間，負責抑制甜食慾望的理性腦，因壓力過大而切斷開關。因此，我們不難理解，「任性的腦」和以下犯上其實是一體兩面。

對壓力敏感

一旦承受了壓力，身為理性中樞的前額葉皮質就會關閉。而號稱大腦情緒發動機的杏仁核則會開始占上風。如果這種狀況經常發生，腦會很容易感到疲勞。一旦杏仁核取得優勢，自律神經和壓力荷爾蒙的活動會變得過旺，因此會時常引起心悸、胃痛等身體不適。

對壓力敏感的可能原因很多，其中可能的原因之一是「失去自我」。有些人把別人的評價奉為圭臬，心情的高低起伏總是受到旁人認可所影響。換言之，這類人沒有自己的價值基準，容易隨周圍的人起舞，壓力上身的機率也高。

另外，老是與他人比較，或者即使受到稱讚，也不會坦然接受的人，表示「自尊心較低」。這樣的人也容易累積壓力。

據說佛教的終極目標之一是「不為所動」。當壓力從正面襲來，立刻且做出過度反應是腦的特徵。如果反應過度，身心的能量都會遭到耗損。

容易疲累的「思考特徵」

前面已說明易感疲累的人的「大腦習性」，接著來看他們的「思考特徵」。

①顧慮太多

易感疲累的人常常決定某件事後，又會冒出其他想法，擔心「真的要這麼做嗎？如果發生問題怎麼辦？我還是再想想其他辦法好了」。這種現象是一種過度思考（Overthinking），也就是想太多。

另外還有一種反芻思考（Rumination）。長期為一件事煩惱，而且陷入無限循環。例如永遠對過去的事感到悔恨：「那時候如果這麼做就好了……」，甚至出現很負面的想法。

強迫思考（Obsession）是一種想要擺脫卻擺脫不了的思考狀態。

腦的基本特性是「膽小」。上述各種「顧慮太多」的特徵，和DMN過度活躍有關。當人因為某件事受到過大的衝擊，覺得壓力太大，或是把事情往最壞的方向想，導致強烈的不安，都會陷入這樣的狀態。

②想法悲觀

悲觀的想法會帶來許多壞處。首先會讓一個人的心情變得黯淡，這有可能會因此而錯失大好機會也說不定。

舉例而言，就算一整天下來，身體狀況都很好，也不覺得累，當事人也會抱持著否定的態度，認為「今天只是偶然」。或者即使有好事發生，也會往負面方向思考。

把事情想得很悲觀，意味著當事人已經做好發生最壞情況時的準備。

為什麼這些人動不動就往壞處想？他們有辦法鼓勵自己「要樂觀一點」嗎？我想這點和大腦容易產生恐懼感、小心至上的特徵有關。

③完美主義

這些人不論做什麼事情，都不容許有模糊地帶，容易出現「〇或一〇〇」

「非黑即白」的傾向，這也是造成疲勞的原因之一。

這樣的人可能是控制欲太強。因為一味要求「安全」和「穩定」，所以把時間安排得非常緊湊，毫無喘息的空間，而且一心只想著未雨綢繆。如果事情的進行與預期稍有出入就會生氣。

非把每件事都做得盡善盡美才善罷甘休的人，個性缺乏彈性，處理壓力的能力也有些不足。「該這麼做」的思考模式，除了使自己受限，也會累積愈來愈多的壓力。同樣的，「嚴以律己」的人也容易覺得筋疲力竭。

④著重工作

有些人只要有時間就埋首於案頭（工作），他們不願意抽出一點時間休息或讓腦袋放空。腦的傾向就是隨時「蠢蠢欲動」，若以英文來說，比較傾向「Doing」而不是「Being」。

這樣的傾向或許有助於提高生產性，相對的，就會壓縮到休息的時間。

⑤恐懼是原動力

大腦為了自保，動不動就會感到「害怕」，常常被恐懼感支配一切。把恐懼（也可以稱之為不安）的情感當作行為或選擇的基準。舉例而言，很多人在日常生活中都會遇到類似「擔心未來會發生不測，還是保個壽險好了」「因為擔心會被討厭，所以勉強去朋友的聚會」的情況。

但是，日常生活一旦被恐懼主導，就會產生疲勞。

「平衡腦」的構造

那麼，我們的腦該維持在何種狀態，才稱得上有高抗壓性、不容易疲倦，而且身體又不容易出狀況的「平衡腦」呢？

以下我將從腦科學的觀點，試著分析「平衡腦」的結構。

舉例而言，大多數憂鬱症患者的抗壓性都不佳。

另外，為疼痛所苦或容易疲倦的人，大多會處於憂鬱狀態。疼痛、疲倦會和憂鬱互相影響，形成惡性循環。換言之，將這個狀態逆轉過來，就是打造「平衡腦」的指標。

韋恩．朵雷貝茲等人，曾仔細探究過憂鬱症患者腦迴路的特徵[*93]。大腦迴路的特徵請參照下頁的圖6。身為DMN（圖的上半部）一部分的內側前額葉皮質網絡和杏仁核會成為關鍵。

內側前額葉網絡位於前額葉內接近中心線的位置，作用是接收來自身體的資訊，再透過連接大腦與身體的出口——下視丘和中腦導水管周圍灰質，調整身體的狀態。

因此，有報告指出，連接下視丘和內側前額葉皮質網絡的前扣帶迴皮質，與疲勞感有關，這一點是很合理的[*94]。中腦導水管周圍灰質也被視為大腦調節疼痛的部位。

疲勞和疼痛等身體的感覺資訊被傳送到大腦時，內側前額葉網絡是負責整理這些感覺的重要部位。這個網絡在帶迴皮質當中，和後扣帶迴皮質與前扣帶迴皮

圖6｜腦的迴路

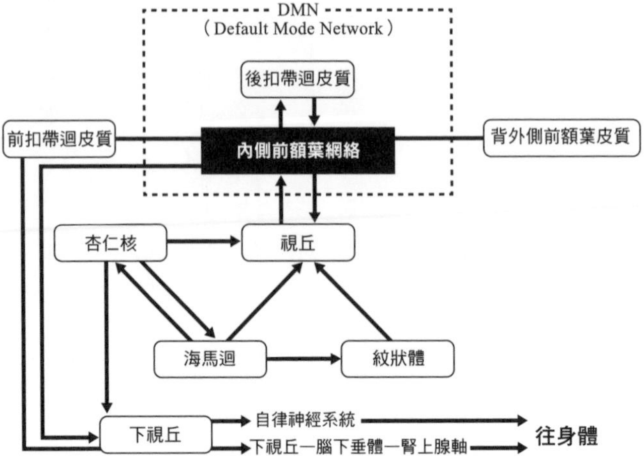

質皆緊密相連。

如同前述，後扣帶迴皮質是與一己私欲和成癮相關的DMN主要部位。

另一方面，杏仁核是壓力反應的中樞。相信各位從圖表即可一目瞭然，杏仁核同樣透過下視丘這扇通過身體的窗口，達到調節身體的功能。

第二章已經說明過腦與身體相連，目前已確認的途徑是自律神經系統（交感神經、副交感神經）和下視丘—腦下垂體—腎上腺軸（透過荷爾蒙）。

下視丘有許多「區號」，有些地方負責調節自律神經，或者是與腦下垂體—腎上腺軸相通的所在。內側前額葉網絡和杏仁核也和這些地方全部相連，共同負責調整身體的功能。

打造「抗壓性強的腦」

目前已經證實，憂鬱的時候，與情感關係密切的腦部區域，意即內側前額葉網絡和杏仁核皆處於活動亢進的狀態[*95、96]。相對的，掌管理性的背外側前額葉皮質等區域則轉為活動低落（參照下頁圖7）。

壓力來襲時，感性腦的活動會被一直固定在上升狀態，相反的，理性腦則一直處於低落狀態。當處於這樣的狀態，表示大腦已被壓力擊倒，無力抵抗。

與情感有關的內側前額葉網絡和杏仁核的活動趨於活絡，對身體會造成影響，包括自律神經變得紊亂、壓力荷爾蒙的分泌和免疫機能都會出現變化。另一方面，理性腦的活動低落，也會導致注意力無法集中、判斷和思考能力下滑。

若能讓腦達到與上述完全相反的狀態，就不容易被壓力擊垮。所謂「平衡的腦」，追求的就是以下的狀態。

圖7｜失衡的大腦迴路

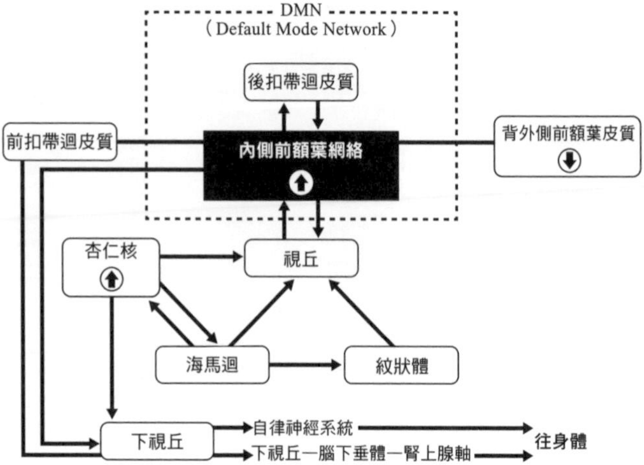

1. 杏仁核保持鎮靜。
2. 內側前額葉網絡保持平穩。
3. DMN（包含2的一部分—內側前額葉皮質和後扣帶迴皮質）保持平靜。
4. 背外側前額葉皮質等理性腦確實發揮作用。

若能保持這樣的狀態，大腦不但具備高度抗壓性，也能將為疲勞和疼痛所困擾的身體調整成最佳狀態。

透過TMS治療至少能實現1、3、4。如同前述，易感疲倦腦的習性，和上述最理想的腦剛好處於完全相反的狀態。

大腦的協調狀態當然可能因為壓力或

意外等突發狀態受到動搖。即使如此，只要腦變得像藤條一樣柔韌，就能巧妙應對壓力，迅速恢復為上述的理想狀態。

舉例而言，本書將在第六章介紹的正念療法，有助前額葉（理性腦）和杏仁核（感性腦）恢復平衡狀態。若能實踐上述的理想狀態，兩者應該就能維持和平，不再互相競爭。

對大腦而言，最理想的狀態並非主導權被其中一方掌握的翹翹板關係，而是彼此相等、能夠和平相處的關係。

腦部煥然一新的「五個習慣」

以上說明了容易累的人，其大腦具備何種習性，以及與之相反的平衡腦，又處於哪種狀態。接下來看看讓腦部煥然一新的正確做法。

方法有很多，以下列舉出其中最重要的五個。

①休止

前面已經提過，腦的特徵是即使陷入「發呆」狀態，卻還是蠢蠢欲動，一刻也不得閒。很多人都以為即使腦一直活動也無妨。但是過度使用大腦，會不斷累積身體的疲勞。讓腦得到充分的休息，其實是最簡單又有效的恢復方法。

方法是休息片刻，讓迴路暫停作業。讓腦在迴路繼續活動的情況下得到休息，不過是一種奢望。

據說Google公司會在辦公室各處貼上「暫停」的符號，因為高頻率的小憩片刻，可以發揮防患未然的效果——在釀成嚴重的疲勞之前，除去疲勞的禍根。即使只是一個小動作，也能發揮莫大的助益。

心生厭倦之意或失去幹勁，都是「疲勞」的信號。

為了徹底休息，請各位記得關機，並隔絕會被周圍打擾的要素。

②睡眠

雖然是老生常談，但最理想的睡眠時間是七小時。

睡眠除了有助排除疲勞所製造的老舊廢物，也會促進記憶的整理和固定。目前已經得知，睡覺時之所以會做夢，是為了幫助前額葉和海馬迴．杏仁核，進行理性與記憶（還有情感）的協調整合。

睡眠不足時，人會吃得比平常多，也會想吃甜食，這也屬於身體失去平衡的現象之一。因此，保持充足的睡眠，對日常的飲食也會發揮正面效益。

③「活在當下的瞬間」

大腦的疲勞，來自過去與未來，包括因為過去發生的事而焦慮不安，或者擔心還沒發生的事。這些情況都是因為人無法將注意力集中在當下的瞬間。

先前提到的美國哈佛大學的研究，證實了人在沒有胡思亂想的時候，處於幸福的狀態。換言之，專心投入眼前的事情時，人會覺得幸福。為了增加幸福感，在日常生活中盡量讓自己投入在喜歡的事情上，應該是很有效的方法。

透過研究顯示，第六章要介紹的正念療法，能夠鎮定內側前額葉皮質和杏仁核[*97]。從這個觀點而言，正念療法可以讓人實際感受何謂「活在當下的瞬間」，讓大腦盡可能趨向平衡。

④運動

運動可以讓大腦大量消耗的能量轉移到身體。

能量若轉移到身體，大腦即使想繼續活動也無能為力，只能進入休止狀態。同時，腦內的精神營養因子會隨之上升，帶動大腦的整理與成長[*98]。這種因子也會促使神經細胞成長。

透過運動，能夠減少因老化造成的海馬迴（記憶中樞）神經細胞萎縮數量便是其中一例。當然，這裡所指的是適度的運動，而非過於劇烈的運動。

⑤行善

所謂的行善，就是「做好事」。例如向照顧自己的人表示感謝或以口頭致意，或者寫信表達謝意。另外也包括用寬容的心對待自己和別人，體貼遇到困境的人。說得簡單一點，就是做到「體貼」「感謝」「寬容」。

乍看之下只是微不足道的小事，但每個人只要在日常生活中稍微留意，就能增加整腦的力量。因為身為DMN中樞的後扣帶迴皮質會因此保持穩定[*99]。

不過，做好事時不可存著要求回報之心，只要知道自己做的是有意義的行為就好了。一旦抱著期待，當期待落空，心裡難免會覺得失望。而失望也是造成大腦疲勞的原因之一。

保持平衡大腦的飲食

為了幫助疲憊的大腦恢復活力，從飲食下手也是有效的方法之一。

說到消除疲勞，或許很多人首先想到的是能量補給飲料。這類飲料的特徵是大多含有咖啡因。

以市售的能量飲料為例，美國品牌的「魔爪」（一罐三五五毫升）和Liporitan D（一瓶一〇〇毫升），分別含有一四二毫克和五十毫克的咖啡因。咖啡因雖然具備提振精神的作用，缺點是會讓人忽略身體已經很疲憊的事實，甚至會引起過勞。

那麼若改吃補充營養的保健食品呢？

說到營養保健食品，或許有人會馬上想到維生素。從大腦專家的立場而言，當我們在評估腦的狀態，一定會測定腦內的某種維生素群含量多寡，這種維生素就是B群。

其中又以硫胺（維生素B_1）、葉酸（維生素B_9）、鈷胺素（維生素B_{12}）特別重要。鈷胺素在神經的形成和維持上，扮演著很重要的功能，一旦缺乏，會影響記憶機能等。葉酸與腦內物質（多巴胺、正腎上腺素、血清素等）的生成有關，美國最近也出現輔助憂鬱症治療的市售保健食品*100。另外，酒精攝取過量會消耗大量的硫胺，若硫胺不足，可能會對大腦產生各種危害。

以食物而言，豬里肌肉、生火腿、鰻魚和鱈魚子等都含有豐富的B群。

吃魚就不會「憂鬱」？

檸檬、橘子、葡萄柚、醋等酸味食物內含有檸檬酸，據有消除疲勞的效果。

脂質（油脂）在常溫下是不容易凝固的不飽和脂肪酸，其中在人體內無法自行合成的脂肪酸稱為必需脂肪酸。必需脂肪酸包括Omega-6脂肪酸和Omega-3脂肪酸。

Omega-3脂肪酸含有二十二碳六烯酸（DHA）和二十碳五烯酸（EPA）。鮪魚（油脂多的部分）和鯖魚等魚類中含有前者，沙丁魚、鯖魚、喜知次（大翅鮶鮋）等則含有後者。Omega-6脂肪酸的花生四烯酸（ARA），大量含於蛋、肉（豬肝）等食物[*101]。

脂質是構成大腦的重要成分，無論是神經細胞膜的組成、網絡的形成和資訊傳達，都少不了脂質參與。腦的磷脂質含有大量的ARA和DHA，負責支持大腦的機能，對孩童的大腦發育和學習記憶很重要。另外，目前也有人正在研究高齡者的磷脂質減少，與失智症等之間的關係[*102]。

魚類含有大量的不飽和脂肪酸，因此有人針對魚類的消費量與憂鬱症兩者間的關係提出報告。結果顯示，魚類消費量愈多的國家，國民罹患憂鬱症的比例愈低[*103]。

當然，Omega-3脂肪酸對憂鬱症和失智症的治療和預防效果並未受到實證。但後面會提到的地中海飲食中，魚類的比重很高，由此可見，這樣的說明並非空穴來風。

以對大腦的作用而言，不飽和脂肪酸除了對神經細胞膜和情報傳達貢獻良多，也有助大腦維持強韌。若想加強Omega-3脂肪酸的攝取，服用營養補給食品也是選項之一。

「整腦的飲食」＝「地中海式料理」

坊間流傳著許多有關飲食方面的資訊，不過就數據而言，說到「整腦飲食」，首推地中海式料理。

地中海式飲食以魚肉、蔬菜、水果、堅果類、豆類、全穀物、橄欖油、起司、優格等食物為主，較少攝取紅肉。以預防憂鬱症、心血管疾病（心肌梗塞、腦梗塞等）、失智症等疾病的觀點而言，是值得推薦的飲食方式。

從保持大腦年輕的角度而言，具備抗氧化作用（減少氧化壓力）的的食物也一直受到注目。包括植物生化素（青花菜等）、多酚類、β葡聚醣（菇類）、含有維生素C或E的食物、兒茶素、可可亞、蝦紅素（含於鮭魚、螃蟹等）。但是要注意的是，這些資訊的可信度並非百分之百。

有研究指出，地中海式飲食，例如以橄欖油搭配堅果的組合，對改善認知機能（記憶等），確實已展現出效果[*104]。綜合現有的資訊來看，地中海式料理可降低罹患失智症的風險約為二〇％[*105、106、107、108、109]。

當然，不僅限於地中海式飲食，均衡攝取蛋白質、脂質、碳水化合物、維生素、礦物質這五大營養素，對維持健康非常重要。

「營養均衡的飲食」至今仍有重要的意義，堪稱永恆不變的真理。

第五章「總整理」

為了使理性與感情能夠維持平衡，有許多方法可打造兼具抗壓性高的「平衡腦」。

「整腦飲食」是地中海式飲食。

打造「平衡腦」，可以減少源自大腦對身體造成的各種負面影響。

第六章

自行進行的「養腦方法」

「負面」轉為「正面」的方法

接著為各位介紹平常可以自己進行的整腦法。

首先是認知行為療法。

或許許多人對這個療法的名稱感到很陌生，但這是我們在日常生活中可以自行實踐的方法之一。

前面已經提過，身體疼痛已成為宿疾的人，只要腦海中浮現出替自己看診的醫生臉孔或X光攝影，疼痛就會加劇，也影響到疼痛改善的速度。問題就是出在「制約」。腦會把醫生的臉孔等相關資訊與疼痛結合，並且記憶下來。

把曾經烙印在腦中的負面印象轉為正面，並重新記憶下來，是認知行為療法的內容之一。

其中的方法之一是藉由刻意反覆接觸會喚醒疼痛記憶的資訊，逐漸降低伴隨而來的恐懼感，這種方法稱為「減敏療法」。換言之，就是讓腦逐漸習慣會想到疼痛的資訊。這種方法不僅限於疼痛，也適用於其他情況。

假設有人「只要置身電梯之類的狹窄空間，就會覺得很害怕」，相信他平常一定能不搭電梯就不搭。

若以「減敏療法」來解決這個問題，做法是以循序漸進的方式讓他試著接觸電梯。一開始先走到電梯附近；接著找信賴的對象一起搭乘電梯，但是只搭一下子就立刻出來；下一步是在有人陪同的情況下，搭上一樓，接著挑戰到三樓；最後的目標是一個人單獨搭電梯，但一開始也是從短時間開始練習。

如同上述，減敏療法是以「循序漸進」的方式讓患者接近恐懼的對象，使其最終達到不再害怕電梯的目標。

如果是對醫院相關的人事物感到恐懼，甚至導致疼痛久久不癒，就採取讓病患在家中看X光照片的方式。

讓患者帶著像平常在家裡和家人一邊聊天一邊看電影的心情，可以修正「X光—醫院—疼痛—好難受」的可怕記憶。如果苦痛的象徵原本是「醫生本人」，或許可以找個機會和醫生在診療室以外的地方聊聊，讓患者扭轉既有的印象。

如果患者對「疼痛」已植下強烈的刻板印象，認為會長久持續，那就試著質疑他的刻板印象，並引導患者回想發生開心事情時，疼痛曾經減緩過的經驗。

如果患者一口咬定「一定是生了重病，才會這麼痛」，就要從改變他的「想法＝事實」做起，讓他重新檢視自己的想法是否太過偏頗，也不符合實情。

一九六〇年代，美國精神科醫生亞倫．貝克（Aaron Temkin Beck）開發了「認知行為療法」，這是一種改變人「想法」和「行動」的方法。其基本概念是以「想法」「行動」「情感」三位一體的方式塑造一個人。

只要修正「想法」，「情感（恐懼、失落、憤怒等）」會出現好轉；只要改變「行動」，「情感」就會改善。

「制約」是一種壞習慣。同樣的，只要多花點時間，「思考的習慣」「行動的習慣」也可能修正。

寫下自己的「想法」

認知行為療法基本上大多以諮商的方式進行，但只要掌握一定程度的竅門，也可以自己單獨進行。

首先拿出一張紙和筆，試著寫下當天「發生的事」。包括事發當時的「心情」以及心裡的「想法」。

舉例而言，假設你寫的是：「我和認識的人在路上擦身而過，結果對方沒有和我打招呼」。

如果你當下的心情是「覺得難過，有點傷心」，就如實的寫下來。接著，任由思緒馳騁，說不定你會想到的理由是「那個人討厭我」。

寫好後，試著分析這個想法是否妥當。書寫的目的是釋放內心的想法，幫助自己以更客觀的角度看事情。

「說不定他只是沒看到我而已」。

「我們之前見面的時候不是有互相打招呼嗎」。

應該會出現各種類似上述的觀點吧。如此一來，自己有可能會發現，當時覺得「那個人討厭我」的想法，其實根據太過薄弱，或者過於偏頗。

另外，你還可能發現，原來自己是害怕被對方討厭，所以一開始才會覺得對方討厭自己。

藉由從客觀的角度分析、修正「那個人現在討厭我」的想法，只要能把「覺得難過，有點傷心」的情緒轉向正面就算成功。

如同前述，人的思考方式有其特徵，且每個人的特徵都不同。透過認知行為療法，把自己在各種場合產生的想法寫下來，就能掌握自己思考的習性（模式）。

如果你發現自己的特徵是「老是害怕被別人討厭」「總是抱著悲觀的想法」，表示你可能在各種情況下都限制了自己的想法。只要能找出自己的思考模式，就表示有機會不斷修正。

如此一來，你的想法就會徹底改變，平時的心情也會變得更愉快。

改變「思考方式的特徵」

前面已經提過，具備「悲觀的」「顧慮太多」「完美主義」等特質的思考方式，都是加速大腦疲憊的原因。但是透過認知行為療法，這些思考方式都可以獲得修正。

舉例而言，我建議「老是顧慮太多」的人，試著轉換成「一步到底」思考。

具體而言，假設你要考慮某件事，就把焦點鎖定在腦中第一個浮現的念頭。顧慮太多的人，其思考傾向是不斷會冒出新的想法，像是「咦？其實這麼做也行得通耶。我想一下，如果這麼做會怎麼樣呢？」因此自己要自我規定「想得單純一點，只要考慮一種可能性就好了」。

「完美主義」的人，最根本的是要改變過於極端的思考方式。例如「既然要運動就要運動到筋疲力竭才行」「即使可以明天再交，我也一定要徹底執行今日事今日畢」等。允許自己擁有模糊的「灰色地帶」，而不是「非黑即白」、任何事都要求做到百分之百，是很重要的改變。

「不休息的腦」在行動方面的表現又是如何呢？

舉例而言，對LINE等通訊軟體或手遊成癮的人，要給自己訂下睡前不用手機的規則。嘗試改變既有的行動，其實也是有效調整大腦的方法。

目前已經確認認知行為療法對各種不同的精神症狀，都能發揮改善的效果。包括失眠、疼痛、心理創傷和想吐等。其應用的廣泛度和效果之高，甚至已達到有人議論「是不是應該頒諾貝爾獎給貝克醫生呢？」的程度。

只要稍微修正自己的「特徵」，大腦就會產生改變。接受十五～二十次認知行動療法的人當中，感受到有效果的人，其大腦的內側前額葉皮質的活動力也下降了。如同先前的說明，大腦在重新整理之前，內側前額葉皮質一直處於活動過度的狀態。

就打造「平衡腦」的觀點而言，認知行為療法是值得期待的方法。

用「冥想」整頓心情和大腦

我們停留在美國的期間，健也教我和媽媽自己就能進行的「整理腦部的方法。」

「除了TMS，還有其他方法可以整腦嗎？」

「嗯，還有很多方法。」

「還有其他在美國已經很流行的方法嗎？」

「這個嘛。有一種叫做正念療法的方法現在很受注目。算是一種冥想方法吧。」

「你在明治神宮閉上眼睛的時候，該不會就是在做這個吧？」

「沒錯，我看到清正井，心想『這裡正是進行正念療法的絕佳場所』。或許是我身體中流著日本人的血，所以在心裡出現一陣騷動吧。其實正念療法源自東洋，而且做法非常簡單。只要閉上眼睛，專心呼吸就行了。除了我自己，美國醫療圈的人也廣泛運用正念療法。因為實踐之後，可以發揮『整理大腦』的效果。」

從美國回到日本之後，我繼續實踐健教我的正念療法。有時候和媽媽一起做，有時候一個人做。或許因為我身為日本人，和源自西方的TMS方法相比，正念療法比較適合我。

很快的，春天的腳步近了。我坐在緣側（相當於和室的門廊）的坐墊上，閉上雙眼，一邊調整自己呼吸邊傾聽鳥鳴，不知為什麼，內心覺得寧靜自在。可能是大腦得到了整理吧。我想起那時候遲遲沒收到健的回覆，心裡悶悶不樂、覺得筋疲力竭的事。當下，我對於自己居然想起健的名字，著實感到意外。

我當時覺得很害怕。我害怕失去健，因此憑空想像出一位不知名的美國女友。因為太害怕，甚至產生了想要掌控健的欲望。

直到現在，我才發現自己的弱點，但為時已晚。想到這點，從緣側透過樹木灑落下來的陽光，好像也顯得暗淡無光。

冥想法源自於東洋佛教文化，在現代西洋化為「正念療法」大放異彩。乍看之下，「專心呼吸」是再簡單不過的古老方法，但是透過腦科學已經證實，冥想具備「整理心緒、整腦」的效果。

從情緒和腦的狀態，可看出各種效用。包括心情變得沉穩平靜、減輕憂鬱程度、改善睡眠、減少發怒次數、對壓力的反應變小等。

冥想對大腦非常有影響力，據說連大腦的構造都會因此而改變。目前已知尚未經過整頓，處於亢進狀態的杏仁核，經過整頓之後會變小*111。如此一來，面對壓力所產生的過度反應也跟著減少了。

另外，也有好幾個例子證實，腦的部位大小是往好的方面轉變*112。

正念療法也會改變腦的活動。

屬於DMN的內側前額葉皮質和後扣帶迴皮質鎮靜下來*113。杏仁核也是。前額葉和杏仁核不再針鋒相對，能夠和平相處。

長期實踐正念療法的人，前額葉和杏仁核處於並排串連的狀態，也不容易發生有哪一邊特別強勢，雙方準備隨時交戰的情況*114。這種狀態的腦很接近我們想要達到的「平衡腦」，而「一刻都不休息」「胡思亂想」等容易疲勞的腦，也可以用這個方法解決。

正念療法強調要專注於呼吸，在專注於呼吸的過程中，浮現出來的想法（也就是雜念）會變得愈來愈少。

持之以恆下來，不但大腦會產生變化，雜念也減少。換句話說，腦變得容易進入休息狀態。胡思亂想的時候，是DMN的迴路正在起作用；為了降低其活動力，實踐正念療法能帶來明顯的效果。

因為掌管自我慾望的後扣帶迴皮質活動量增加，造成腦變得「任性」。透過正念療法，想法會傾向利他而不是利己。

美國麻薩諸塞大學的專案

賈德森．布魯爾是研究正念療法的專家兼腦科學的權威，他把距今二五〇〇年前、記述了正念療法的佛陀稱為「心理學者」。

後來經證實，確認正念療法以多管齊下的方式改變大腦的效果之後，許多人都覺得不可思議，「在那麼久遠之前，佛陀是怎麼發現如此簡單卻有效的方法？」

針對本書主要著墨的身體疼痛，「正念減壓課程（Mindfulness-Based Stress Reduction：MBSR）」也顯現了改善疼痛的效果。所謂的MBSR，意即認知行為療法和正念療法的結合。

我還記得要回日本時，健對我說的話。

「我想妳母親的大腦，經過TMS治療後，狀況會變得愈來愈好。雖然疼痛已經得到改善，但為了繼續維持下去，我建議她也試試這個方法。」

透過正念減壓課程，應該可以讓媽媽以更理想的方式看待疼痛，並與疼痛相處。媽媽已經恢復到有時可以在店裡幫忙的程度。但只要她多做點事，或者遇到天氣不好的時候，腰痛又會發作。

我和媽媽每天早上一起進行正念療法，也聊起對疼痛的看法。

「平常能夠冷靜思考的事情，只要疼痛發作，就全都被我拋到腦後。只想著該不會就這麼一直痛下去吧。」

「雖然明知道不可能永遠痛下去。」

「是這麼說沒錯啦。」

「健說過，人一旦被疼痛纏身，想法就會變得很負面，或者很極端。」

「佐秋，真的是這樣沒錯。健醫生說得一點也沒錯。疼痛發作的時候，仿佛世界末日來臨了。」

「健告訴我，雖然做起來不容易，但愈是在這種時候，愈是要注意到自己的想法太過極端。至於疼痛，只要好好照護著，直到它消失就好。」

「真的嗎？他說要感受疼痛的存在，還要仔細觀察喔。我不知道自己能不能做到。」

「沒問題啦。健說只要妳一直保持冥想的習慣，就不會覺得那麼困難。他說妳要注意的重點是疼痛的強度和種類，還有發生的部位。如果把疼痛分為十等級，每次疼痛發作的時候，都要記得替它評等級，然後耐心等待疼痛隨著時間的經過慢慢消退。」

「既然健醫生這麼說，那我就相信他，試著去做做看。」

看到媽媽露出幹勁十足的笑容，我不禁也感到高興。同時，我的腦中突然浮現出健的笑容。

美國有許多機構都有實施MBSR，身為創始者的麻薩諸塞大學則提供歷時約八個星期，每次的療程約兩個半小時，總計三十個小時的方案（也有線上進行的方案）[*115]。

參加者除了學習身心結合的方法，同時也實踐正念療法的各種方法（身體掃描、正念呼吸冥想法、步行冥想等），力行把握「現在這個瞬間」。

正念減壓課程創立於一九七九年的，起初是提供給輾轉於各科門診接受治療、疼痛卻不見改善的人。

喬．卡巴金是這套課程的設計者，他原本是一位分子生物學家，為了將正念療法應用在醫療上而開發了這套課程。

以客觀的眼光檢視疼痛，觀察其強度、部位、性質（「痛法」等），再重新審視伴隨疼痛而產生的負面想法，包括「疼痛是不是永遠不會消失？」「我是不是生了什麼重病才會痛得這麼厲害？」

鼓勵自己接受疼痛，對緩和疼痛能發揮正面的效果[*116、117]。

畢竟研究結果並非完全一致，所以有待進一步的研究以便確認。不過，也有報告指出，透過MBSR，皮膚的乾癬已獲得改善[*118]。

透過正念療法整頓大腦後，身體也會跟著受惠。

可自己進行的「正念療法」

以下為各位介紹幾項正念療法的具體做法。

・正念呼吸法

坐在一個舒適的位置。如果使用椅子，背部要和椅背保持距離。

挺直背脊，但不可太過僵硬。坐在椅子上時，雙腳不可交叉，腳掌平貼地板，讓自己與地面產生連結。把手掌放在膝蓋或大腿上。

接著閉上眼睛（睜開眼睛也可以）。這時請把焦點對準在約兩公尺之處。

準備完畢後，稍微花點時間把注意力放在感受身體上。例如腳掌貼著地板的感覺、手掌放在膝蓋或大腿的觸感等。

再把注意力放在呼吸。像平常一樣呼吸。從鼻子吸氣，再從鼻子吐氣。呼吸時，同時注意身體的感受，空氣從鼻腔進入身體，通過胸腔再往腹部送，也要注意胸部和腹部隨著呼吸上提。

你或許會發現，每次呼吸的速度和量都不一樣。也可能發現吸氣和吐氣之間，存在著短暫的「間隔」。另外，相較於吸氣，吐出來的氣好像溫度稍微高一點。這些細微的差異都是在呼吸時要特別留意的地方。

不必想著要控制呼吸。只要注意吸呼的感覺就好。感受空氣是從對面朝著自己過來。要帶著好奇心去探索，就像貓迫不及待等著老鼠從洞口鑽出來的心情。

唯一要關注的只有呼吸這件事。

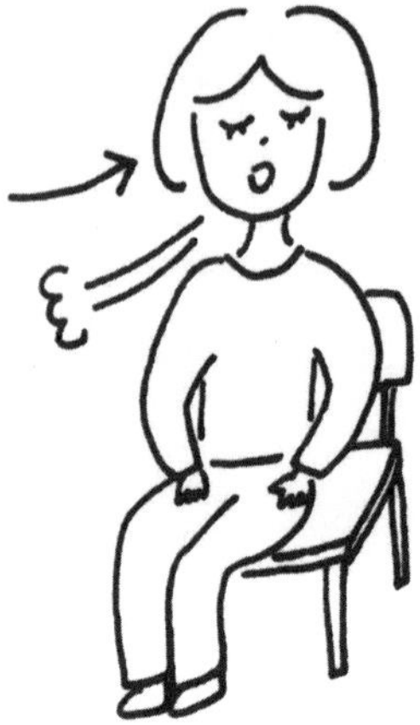

或許在呼吸的時候，腦中會浮現各種想法。這是很自然的事，各位不需要自責。只要注意到自己產生了各種念頭，接著讓注意力回到呼吸。輕柔的，慢慢地呼吸。如果又產生其他雜念，再重新專注於呼吸。一再反覆這樣的過程。

除了專心呼吸，同時意識到自己正在這裡。

・身體掃描

找一個舒適的地方，什麼姿勢都行，如果能躺著最好，坐著也可以。可以的話請閉上眼。

想像身體往地板下沉，接著往地心繼續下沉。專心感受身體接觸到地板的觸感。再仔細體會腳、屁股、背部、肩膀和頭等部位的觸感。讓自己產生身體往地面下沉的感覺。

把注意力集中在呼吸。刻意意識「吸氣吐氣」的感覺和動作。

接著把注意力轉移到左腳的腳尖。分別感受每一隻腳趾。或許你會感覺到腳趾互相貼合的感覺和溫度等。

接著吸氣，讓空氣通過身體，想像著有一股氣吹到左腳的腳尖，然後吐氣。想像把吹到左腳腳尖的空氣從鼻腔吐出來，以這個方式進行數次。

把注意力轉移到左腳的腳底。以和上述同樣的方式，專心感受腳底的感覺。包括腳底表面的高低起伏、溫度、碰觸地板的觸感等。這時腳背的感覺如何呢？試著想像把吸進去的氣，透過身體送到腳，再從鼻腔將空氣吐出來。

以同樣的要領將注意力放在左腳、右腳的腳尖、右腳、骨盤、背部、腹部、胸部、體幹、肩膀、下巴，以及嘴唇、牙齒、臉頰等臉部各處。把空氣送入臉部內側，接著吸氣，想像著臉部充滿了空氣。接著把注意力轉移到頭部。

想像自己頭頂開了一個小洞。從這個洞吸氣，再吐氣。吸入的氣直往身體下走，直達腳尖。接著這股氣再從腳尖往上升，從頭頂的小洞吐出去。最後想像空氣從身體快速通過，像是洗淨身體般。

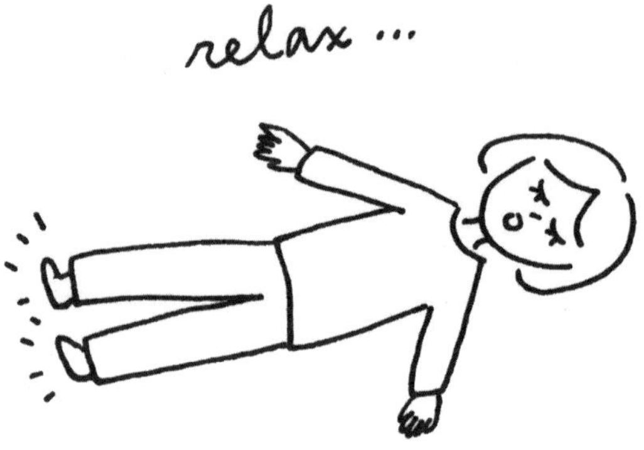

・步行正念

這種方法是把注意力集中在平常不會特別注意的「走路」這件事，讓自己意識到「現在」。

保持和平常一樣的走路方式，但是放慢速度。放慢程度因人而異，請各位自行斟酌。保持直立狀態，並且專心感受腳踩在地面的感覺。

首先，慢慢踏出一隻腳開始走路。緩緩地抬起腳，接著踩在地面上，這時另一腳也準備離開地面。慢慢走的用意是為了讓人發現，走路這項行為，其實必須透過肌肉與關節一連串的複雜連動才能成立。

持續慢慢的走路，同時專注感受腳的動作和接觸地面的感覺。

把腳抬起和放下的時候，試著分別在心裡默念「往上」和「往下」。對行為本身的專注力愈強，幫助愈大。

請反覆進行「往上」和「往下」的動作，讓自己專注在走路這件事上。

世界名人都在實踐的健康法

正念療法近年來在世界各地颳起一陣旋風。

包括蘋果公司創辦人史帝夫．賈伯斯和推特創辦人伊凡．威廉斯等許多知名企業家和經營者，都是正念療法的實踐者。

另外，曾登上世界第一寶座的網球選手喬科維奇、奧運史上獲得最多二十三面金牌的得主麥可．菲爾普斯、曾經在NBA叱吒風雲的麥可．喬丹等明星運動員們也都是正念療法的實踐者。

把正念療法引進內部的企業也不在少數。

Google把正念療法列為社內研修課程，而且效果已得到實證。另外引進正念療法的還包括臉書、蘋果、高盛集團公司、Patagonia（戶外服裝的公司）等多數知名企業。

美國大型醫療保險公司——安泰人壽——全面性的導入正念療法之後，成功讓員工的壓力減輕至三分之一，因此得以讓員工的年度人均產值提高美金三千元。

上述只是其中一些例子，另外，正念療法也備受醫療界重用。總而言之，正念療法堪稱是當今許多世界級名人親身實踐、確實能夠「調整腦部」的健康法。

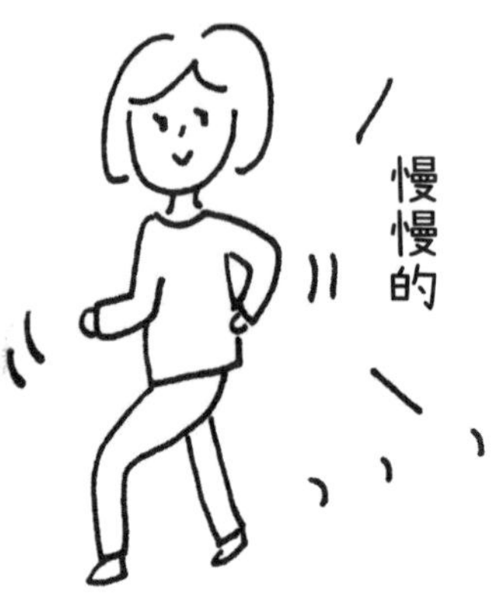

培育「平衡腦」的習慣

成功的提振大腦之後，下一個目標是打造平衡的腦，擁有「不容易疲倦的體質」「帶給身體正面影響」。

習慣會使腦產生變化、改善。以下列舉出可以讓大腦產生正向轉變的習慣。

①學習

據說在漫長的人生當中，願意抽出部分時間學習的人，罹患失智症的風險比較低。

透過學習得到的事物，會彌補因年紀增長使大腦機能低下的問題[*119]。

另外，目前已經確認，人在學習的期間，使用的大腦不是DMN。根據這個結果，有人做出推測，若不過度使用DMN，就能降低罹患失智症的風險。因也有報告指出，過度使用DMN會囤積老舊廢物，將會提高罹患失智症的風險[*120]。

同樣的，「培養興趣」也很重要。有人說嘗試新事物可以讓腦不易老化，事實上，好奇心對腦而言，的確能發揮正面的助益。

和前面提過的「以恐懼為原動力」完全相反，以好奇心為原動力可以得到更好的效果，也能夠改善恐懼中樞（杏仁核）持續受到刺激的狀態。保持對學習新事物躍躍欲試的態度，可以把大腦導向更理想的方向。

②保持活動

坐在沙發上無所事事的時候，特別容易不安或產生雜念。這時若能稍微舒展筋骨或做些什麼活動，對腦有益無害。

以運動而言，建議各位每週進行四次有氧運動，一次三十分鐘至一小時，強度達到最大心跳率（二二〇減去年齡）的六十～六十五%。或者保持在運動十分鐘左右會開始流汗的強度。

有時也可以進行間歇式訓練（例如「反覆交替快跑一定距離之後休息」）。間歇式訓練的優點是可望提升成長荷爾蒙（ＨＧＨ）[*121]。事實上，運動可以讓記憶中樞的海馬迴年輕兩歲。而成長荷爾蒙的上升，則有助神經維持健康。

另外，也有人認為，透過運動，有可能降低四十%罹患阿茲海默症[*122]的風險[*123]。

透過動物實驗已證明，運動可以活化與下視丘等調節自律神經有關的部分。或許運動是大腦通往身體的良性迴路之一[*124]。

③保持規律的睡眠

如同前述，養成「七小時」的睡眠時間是很重要的習慣。

為了提升睡眠品質所必須養成的好習慣包括：「在固定時間就寢與起床（讓腦記住生理時鐘）」「避免長時間的午睡（會造成晚上不想睡，破壞睡眠的規律）」「睡前不要進食（食物的消化活動會妨礙睡眠）」「咖啡因等刺激物要適可而止（交感神經變得亢奮會睡不著）」「早上起床後要曬太陽（便於區分睡眠和清醒的時段）」等。

④正念療法

前面已經提過，正念療法是一種讓腦趨向理想型態的習慣。

目前已經得知，實施正念療法後，神經成長因子（BDNF: Brain-Derived Neurotrophic Factor）等也會受到影響，大腦會伴隨著可塑性的結構改變而趨向正面發展。

藉由專注呼吸（關注空氣的動向、呼吸時身體的動作和感覺）等方法，目標是能做到毫無保留的接受當下的一瞬間，不是出於任務導向（焦點不是只有執行），而是能夠處在當下「Being」。

建議各位每天早上實踐約十分鐘的正念呼吸法。

⑤什麼事也不做

這個習慣和「保持活動」剛好相反，不過，簡單來說，養成偶爾不做任何事情，完全放鬆休息的習慣有其必要。因為讓腦記住「什麼事都不做的狀態」也很重要。

請各位仔細回想，是否有刻意在休假期間安排許多計畫，希望藉由充實的行程來消除工作的壓力呢？假設突然取消所有行程，是不是反而不知道要做什麼？

「進行工作方法的改革」固然重要，但別忘了「休息方式」也需要改革。

請各位捨棄以往把行程表排得密密麻麻的習慣，開始培養什麼也不做的生活模式。以後請刻意空出一段時間，讓大腦「放空」。

⑥抱著樂觀的心情，把事情想得單純一點

意思和前述的「一步到底的思考」有些類似。一有機會就思考是腦的習慣，所以盡可能不要「東想西想」，讓想法無限的延伸膨脹，而要盡量把事情想得簡單一點。樂觀的心情可以提高抗壓性，增加大腦的恢復能力。

⑦心懷感恩

請在晚上就寢前，試著列舉出五件值得感謝的事，小事情也可以。

假設你在帕拉林匹克運動會的游泳比賽現場，看到沒有雙腿的選手飛快游著自由式，想必一定會為選手付出的努力深受感動吧。如此一來，你自然會對自己擁有的一切心生感激，激發出想要好好努力的念頭。

⑧發揮同理心

試著體會別人的傷痛。似乎有人認為，鼓勵信徒發揮同理心是宗教信仰的優點之一。

對別人表現出體貼之心，受惠的其實還有自己的腦。目前已經確認，若把「發揮同理心」也視為正念療法的一部分，實踐後可以發揮鎮定DMN的效果。

換個角度而言，發揮同理心，就是從利己轉為利他。表現出社會貢獻的精神，也是直接表達的方式之一。若能把「以自我為中心」的態度轉變為「Selfless（無我）」，就能鎮靜後扣帶迴皮層的活動，有助於腦保持在更理想的狀態。

⑨坦然接受現狀

老是約束自己「不這麼做不行」「這麼做不行」，會加速大腦疲勞。認同並接受自己，保持現有的樣子很重要。這麼做可以減輕精神壓力，讓自己遠離恐懼，讓大腦往好的方向改變。

前面已經提過，太強的控制欲會讓腦筋疲力竭。建議各位先把不久將來的計畫擱置在一旁，享受期待下一秒會發生什麼事的樂趣。

或許一開始會感到膽怯，但是，仔細品味當下的瞬間，體驗預期之外的發展，將會成為各位掌握幸福人生的入場券。

⑩接觸大自然和人群

在日常生活中，我們接觸到的人工物，其實多到超乎想像。曾經藉由接觸大自然，讓心情煥然一新，或者是穩定心情、放鬆情緒的人一定不在少數。這種森林浴的效用，有人認為源自於「綠葉揮發物」這種氣味獨特的醛類。擁有對自己而言別具意義的場地和風景，對大腦也能發揮正面的效果。

即使如此，人並不是只要永遠離開世俗，置身在自然裡就好，因為透過與他人的交流，我們將能獲益良多。前面有提到，當人處於心智游離，幸福度也會跟著降低，相對的，根據哈佛大學的長期研究[*125、126]，一個人若能與他人建立良好的互動關係，終其一生都會感到幸福。

常聽人說：「為了保持大腦年輕，與人對話是最好的刺激」，由此可見，與別人產生互動，確實具備很大的意義。如果人一生都能好好經營自己的人際關係，相信這也會成為培育大腦的一大優勢。

⑪從俯瞰的角度看事情

請盡量養成以旁觀者的角度來看事情。大腦前端有一個擔任「後設認知」的部位，稱為額極，其作用是意識到所見所想。

乍聽這樣的說明，有些人可能會覺得難以理解。舉例而言，前足球選手中田英壽先生，彷彿擁有一雙從空中俯視球場的鷹眼。他能夠掌握選手的整體配置，精準踢好每一球。我們要培養的，就是讓自己能從現場抽離，由上面俯視自己和全體的能力。

觀看整體狀況、以客觀的角度檢視自身，以及像認知行為療法一樣，寫下自己的想法等，都屬於俯瞰。俯瞰和正念療法中強調要專注於呼吸和身體的感覺，有幾分共通之處。

為了打造充滿韌性的腦，想必這個觀點能發揮不小的助益。

以上為各位介紹了能自行施行的「平衡腦」培育方法。我由衷的期望各位身心都能變得更健康。

或許是拜MBSR所賜。過了一年之後，媽媽的藥量已經減少，我需要到藥房拿藥的次數也大幅減少。

距離上次拿藥已經過了很長一段時間。那天我久違的來到原宿的藥房，正在等待對方替我備藥。

沒想到耳邊傳來一陣熟悉的聲音，我不禁回頭尋找聲音的來源。

「我第一次到東京，想對自己的祖國有更多的認識。」

回過頭一看，映入眼簾的是健熟悉的笑容。

他說這次是為了在厚生勞動省舉辦的TMS會議上，以專家身分發表意見而來日本。

然後他對我這麼說：

「可以帶我逛逛原宿嗎？」

第六章「總整理」

可以自行實踐的「整腦」方法已經問世，包括正念療法和認知行為療法等。

藉由改變原有的習慣，以培育「平衡腦」為目標。

結語

本書最主要的目的，是介紹這種新醫療方式給各位。

日本的醫療水準在全世界首屈一指。二〇一七年，日本核准ＴＭＳ用於治療憂鬱症（臺灣約於二〇一八年）。對於ＴＭＳ治療在日本的普及，算是往前跨出了一大步。我相信在不久的將來，當大家聽到「整腦」的治療，將不再感到陌生。

ＴＭＳ治療在日本遲遲未能普及的原因之一，是各界對ＴＭＳ的理解不夠充分。若能補強這一點，我相信一定有助於讓更多日本人了解ＴＭＳ治療的可能性。為了做到這一點，我在執筆時，也一直秉持著不可有偏頗之心，要傳達正確知識的理念。

腦是非常纖細敏感的。

它時時刻刻關注著身體的變化。當身體發出哀號，它永遠是第一個做出反應，然後為了解決身體的苦痛而奔走。但是，身體受苦的狀態若一直持續下去，腦本身也會變得疲於奔命，使得腦和身體之間的「傳接球」進入下一個階段。最終，導致身體雖恢復了，疲憊的腦還是會繼續製造困擾身體的問題。因此，大腦有必要得到治癒。「整腦」就是其方法。

如同前述，TMS治療的安全性已經得到確認，絲毫沒有可怕之處。美國和歐洲是全世界最早注意並引進TMS治療的地區，由此也足以證明這項治療法對患者的適用性。

另外，本書也介紹了日常生活中各位可以自行實踐的「DIY整腦方法」，用意是避免受到大腦與生俱來的「習性」所影響，而且透過正念療法和認知行為療法，也有助各位與身體的不適症狀「和平相處」。

腦是可以被改變的。我由衷期望各位在日常生活中實踐整腦的方法，除了改善身體不適，也能打造健康的身體。

包含大腦在內，恢復全身的健康，正是「整腦」醫療的終極目標，也是獨步全球的頂級健康法。能夠與各位分享全世界目前進行得如火如荼的醫療變革，我深感榮幸。

對身體飽受苦痛折磨，卻苦於無法改善的人而言，如果透過本書能感覺到一絲絲希望的曙光，這將是我最大的欣慰。

久賀谷　亮

参考資料

＊１ Cassidy, J. D., Carroll, L. J., & Côté, P. (1998). The Saskatchewan health and back pain survey: the prevalence of low back pain and related disability in Saskatchewan adults. *Spine*, 23(17), 1860-1866.

＊２ Dagenais, S., Caro, J., & Haldeman, S. (2008). A systematic review of low back pain cost of illness studies in the United States and internationally. *The spine journal*, 8(1), 8-20.

＊３ 吉村典子ら「腰痛の疫学——大規模疫学調査ＲＯＡＤから」（日本整形外科学会雑誌、２０１０）

＊４ 大谷晃司ら「運動器に関する疫学調査——南会津スタディ第３報　Roland-Morris Disability Questionnaire 日本語版を用いた腰痛による日常生活への支障度の検討」（臨床整形外科、２００９）

＊５ Suka M, et al. The national burden of musculoskeletal pain in Japan: Projections to the year 2055. Clin J Pain 25:313-9, 2009

＊６ 井上玄「腰痛の疫学」（高橋和久・編著『日常診療で出会う 腰痛の診かた』中外医学

社、2012）

*7 同上

*8 Nguyen, J. P., Nizard, J., Keravel, Y., & Lefaucheur, J. P. (2011). Invasive brain stimulation for the treatment of neuropathic pain. *Nature Reviews Neurology*, 7(12), 699-709.

*9 Attal, N., Cruccu, G., Haanpää, M., Hansson, P., Jensen, T. S., Nurmikko, T., ... & Wiffen, P. (2006). EFNS guidelines on pharmacological treatment of neuropathic pain. *European Journal of Neurology*, 13(11), 1153-1169.

*10 Lefaucheur, J. P., André-Obadia, N., Antal, A., Ayache, S. S., Baeken, C., Benninger, D. H., ... & Devanne, H. (2014). Evidence-based guidelines on the therapeutic use of repetitive transcranial magnetic stimulation (rTMS). *Clinical Neurophysiology*, 125(11), 2150-2206.

*11 Shenk, JW. Lincoln's melancholy: How depression challenged a president and fueled his greatness. Mariner Books. 2006

*12 Dagenais, S., Caro, J., & Haldeman, S. (2008), op. cit., 8-20.

*13 Gawande, A. Being mortal: medicine and what matters in the end. Metropolitan Books. 2014

*14 http://www.nhk.or.jp/kenko/nspyotsu/

*15 日本神経治療学会「標準的神経治療：慢性疼痛」、2010

*16 Ogino, Y., Nemoto, H., Inui, K., Saito, S., Kakigi, R., & Goto, F. (2006). Inner experience of pain: imagination of pain while viewing images showing painful events forms subjective pain representation in human brain. *Cerebral Cortex*, 17(5), 1139-1146.

*17 Ushida, T., Ikemoto, T., Taniguchi, S., Ishida, K., Murata, Y., Ueda, W., ... & Tani, T. (2005). Virtual pain stimulation of allodynia patients activates cortical representation of pain and emotions: a functional MRI study. *Brain topography*, 18(1), 27-35.

*18 Baliki, M. N., Geha, P. Y., Jabakhanji, R., Harden, N., Schnitzer, T. J., & Apkarian, A. V. (2008). A preliminary fMRI study of analgesic treatment in chronic back pain and knee osteoarthritis. *Molecular pain*, 4(1), 47.

*19 Lane, R. D., Waldstein, S. R., Chesney, M. A., Jennings, J. R., Lovallo, W. R., Kozel, P. J., ... & Cameron, O. G.(2009). The rebirth of neuroscience in psychosomatic medicine, Part I: historical context, methods, and relevant basic science. *Psychosomatic medicine*, 71(2), 117-134.

*20 Gianaros, P. J., & Wager, T. D.(2015). Brain-body pathways linking psychological stress and physical health. *Current directions in psychological science*, 24(4), 313-321.

*21 Ibid.,313-321.

*22 Bair, M. J., Robinson, R. L., Katon, W., & Kroenke, K.(2003). Depression and pain comorbidity: a literature review. *Archives of internal medicine*, 163(20), 2433-2445.

＊23 Mizuno, K., Tanaka, M., Yamaguti, K., Kajimoto, O., Kuratsune, H., & Watanabe, Y.(2011). Mental fatigue caused by prolonged cognitive load associated with sympathetic hyperactivity. *Behavioral and brain functions*, 7(1), 17.

Tajima, S., Yamamoto, S., Tanaka, M., Kataoka, Y., Iwase, M., Yoshikawa, E., ... & Ouchi, Y. (2010). Medial orbitofrontal cortex is associated with fatigue sensation. *Neurology research international, 2010.*

＊24 Lane, R. D., Waldstein, S. R., Critchley, H. D., Derbyshire, S. W., Drossman, D. A., Wager, T. D., ... & Rose, R. M. (2009). The rebirth of neuroscience in psychosomatic medicine, part II: clinical applications and implications for research. *Psychosomatic medicine*, 71(2), 135-151.

＊25 Ibid.,135-151.

＊26 http://www.nikkei-science.com/page/magazine/1002/201002_034.html

＊27 Tsubokawa, T., Katayama, Y., Yamamoto, T., Hirayama, T., & Koyama, S.(1991). Chronic motor cortex stimulation for the treatment of central pain. In *Advances in Stereotactic and Functional Neurosurgery* 9 (pp. 137-139). Springer, Vienna.

＊28 Lefaucheur, J. P., André-Obadia, N., Antal, A., Ayache, S. S., Baeken, C., Benninger, D. H., ... &

Devanne, H. (2014). Evidence-based guidelines on the therapeutic use of repetitive transcranial magnetic stimulation (rTMS). *Clinical Neurophysiology*, 125(11), 2150-2206.

＊29 Lefaucheur, J. P., Ménard-Lefaucheur, I., Goujon, C., Keravel, Y., & Nguyen, J. P.(2011). Predictive value of rTMS in the identification of responders to epidural motor cortex stimulation therapy for pain. *The Journal of Pain*, 12(10), 1102-1111.

＊30 Lefaucheur, J. P., André-Obadia, N., Antal, A., Ayache, S. S., Baeken, C., Benninger, D. H., ... & Devanne, H. (2014), op. cit.,2150-2206.

＊31 Harper, R. M., Bandler, R., Spriggs, D., & Alger, J. R. (2000). Lateralized and widespread brain activation during transient blood pressure elevation revealed by magnetic resonance imaging. *Journal of Comparative Neurology*, 417(2), 195-204.

＊32 Dalton, K. M., Kalin, N. H., Grist, T. M., & Davidson, R. J. (2005). Neural-cardiac coupling in threat-evoked anxiety. *Journal of Cognitive Neuroscience*, 17(6), 969-980.

＊33 Soufer, R., Bremner, J. D., Arrighi, J. A., Cohen, I., Zaret, B. L., Burg, M. M., & Goldman-Rakic, P. (1998). Cerebral cortical hyperactivation in response to mental stress in patients with coronary artery disease. *Proceedings of the National Academy of Sciences*, 95(11), 6454-6459.

＊34 Lane, R. D., Waldstein, S. R., Critchley, H. D., Derbyshire, S. W., Drossman, D. A., Wager, T.

D., ... & Rose, R. M. (2009). The rebirth of neuroscience in psychosomatic medicine, part II: clinical applications and implications for research. *Psychosomatic medicine*, 71(2), 135-151.

* 35 https://neurostar.com/about-us/neurostar-in-the-news/
* 36 https://www.wsj.com/articles/SB122453439458151327
* 37 http://nypost.com/2008/10/28/stimulating-happiness/
* 38 http://articles.latimes.com/2009/apr/13/health/he-nondrugs13
* 39 http://edition.cnn.com/2009/HEALTH/12/14/top.health.innovations.2009/
* 40 http://content.time.com/time/specials/packages/article/0,28804,2017050_2017049_2017044,00.html
* 41 http://wjla.com/news/health/tms-depression-treatments-showing-positive-results-with-no-side-effects-78239
* 42 http://wiat.com/2013/05/09/new-depression-treatment-changing-lives/
* 43 http://time.com/92314/treating-depression-with-magnets-2/
* 44 http://newsroom.ucla.edu/releases/tms-depression-ucla
* 45 http://www.palmbeachpost.com/marketing/new-drug-free-way-treat-depression-and-pain/Urz3krOtsm35NnmCJ86DkO/

＊46 Conformité Européenne: ＥＵにおける商品の認可基準

＊47 Fitzgerald PB and Daskalakis ZJ. The history of TMS and rTMS treatment of depression. Repetitive transcranial magnetic stimulation treatment for depressive disorders, Springer-Verlag Berlin Heidelberg, 2013

＊48 Compositiones Medicae, 46AD

＊49 Polson MJR, Barker AT, Freeston IL. Stimulation of nerve trunks with time-varying magnetic fields. Med Biol Eng Comput 1982; 20: 243-44.

＊50 Merton, P. A., Morton, H. B., Hill, D. K., & Marsden, C. D. (1982). Scope of a technique for electrical stimulation of human brain, spinal cord, and muscle. *The Lancet*, 320(8298), 597-600.

＊51 Barker, A. T., Jalinous, R., & Freeston, I. L. (1985). Non-invasive magnetic stimulation of human motor cortex. *The Lancet*, 325(8437), 1106-1107.

＊52 http://www.who.int/mediacentre/factsheets/fs369/en/

＊53 George, M. S., Wassermann, E. M., Williams, W. A., Callahan, A., Ketter, T. A., Basser, P., Hallett, M., & Post, R. M. (1995). Daily repetitive transcranial magnetic stimulation (rTMS) improves mood in. *Neuroreport*, 6, 1853-1856.

＊54 Carpenter, L. L., Janicak, P. G., Aaronson, S. T., Boyadjis, T., Brock, D. G., Cook, I. A., ...

& Demitrack, M. A. (2012). Transcranial magnetic stimulation(TMS) for major depression: a multisite, naturalistic, observational study of acute treatment outcomes in clinical practice. *Depression and anxiety*, 29(7), 587-596.

＊55 Neuronetics, Inc. (data on file) - Interim Study Analysis

Demitrack MA, Thase ME. Clinical significance of transcranial magnetic stimulation(TMS) in the treatment of pharmacoresistant depression: synthesis of recent date. Psychopharmacol Bull 42:5-38, 2009

＊56 ＮＨＫ取材班『ＮＨＫスペシャル　ここまで来た！うつ病治療』（宝島社、２０１２）

※①O'Reardon, J. P., Solvason, H. B., Janicak, P. G., Sampson, S., Isenberg, K. E., Nahas, Z., ... & Demitrack, M. A.(2007). Efficacy and safety of transcranial magnetic stimulation in the acute treatment of major depression: a multisite randomized controlled trial. Biological psychiatry, 62(11), 1208-1216.

※②Levkovitz, Y., Isserles, M., Padberg, F., Lisanby, S. H., Bystritsky, A., Xia, G., ... & Hafez, H. M. (2015). Efficacy and safety of deep transcranial magnetic stimulation for major depression: a prospective multicenter randomized controlled trial. World Psychiatry, 14(1), 64-73.

※③http://www.rxlist.com/lexapro-drug.htm

※④Levkovitz, Y., Isserles, M., Padberg, F., Lisanby, S. H., Bystritsky, A., Xia, G., ... & Hafez, H. M. (2015). Efficacy and safety of deep transcranial magnetic stimulation for major depression: a prospective multicenter randomized controlled trial. World Psychiatry, 14(1), 64-73.

＊57 http://www.eneura.com/stms_overview.html

＊58 Lefaucheur, J. P., André-Obadia, N., Antal, A., Ayache, S. S., Baeken, C., Benninger, D. H., ... & Devanne, H.(2014). Evidence-based guidelines on the therapeutic use of repetitive transcranial magnetic stimulation(rTMS). *Clinical Neurophysiology*, 125(11), 2150-2206.

＊59 Misra, U. K., Kalita, J., & Bhoi, S. K.(2013). High-rate repetitive transcranial magnetic stimulation in migraine prophylaxis: a randomized, placebo-controlled study. *Journal of neurology*, 260(11), 2793-2801.

＊60 Lefaucheur, J. P., André-Obadia, N., Antal, A., Ayache, S. S., Baeken, C., Benninger, D. H., ...

& Devanne, H.(2014), op. cit.,2150-2206.

*61 Onesti, E., Gabriele, M., Cambieri, C., Ceccanti, M., Raccah, R., Di Stefano, G., ... & Inghilleri, M.(2013). H-coil repetitive transcranial magnetic stimulation for pain relief in patients with diabetic neuropathy. European Journal of Pain, 17(9), 1347-1356.

*62 Shimizu T, et al.(2017). Efficacy of deep rTMS for neuropathic pain in the lower limb:a randomized, double blind crossover trial of an H-coil and figure-8 coil. J Neurosurg 3:1-9

*63 Kuratsune, D., Tajima, S., Koizumi, J., Yamaguti, K., Sasabe, T., Mizuno, K., ... & Watanabe, Y.(2012). Changes in reaction time, coefficient of variance of reaction time, and autonomic nerve function in the mental fatigue state caused by long-term computerized Kraepelin test workload in healthy volunteers. *World Journal of Neuroscience*, 2(02), 113.

*64 Vercoulen, J. H., Hommes, O. R., Swanink, C. M., Jongen, P. J., Fennis, J. F., Galama, J. M., ... & Bleijenberg, G.(1996). The measurement of fatigue in patients with multiple sclerosis: a multidimensional comparison with patients with chronic fatigue syndrome and healthy subjects. *Archives of neurology*, 53(7), 642-649.

*65 Tendler A, Sisko E, Allsup H, DeLuca L. MS Fatigue: Stimulation over motor cortex followed by stimulation over prefrontal cortex Deep Repetitive Transcranial Magnetic Stimulation (dTMS) for Multiple Sclerosis(MS) Fatigue, Irritability and Parasthesias: Case Report. *Brain Stimulation Volume 7, July 2014 e24-e25*

*66 Lefaucheur, J. P., André-Obadia, N., Antal, A., Ayache, S. S., Baeken, C., Benninger, D. H., ... & Devanne, H.(2014), op. cit.,2150-2206.

*67 Hou, W. H., Wang, T. Y., & Kang, J. H.(2016). The effects of add-on non-invasive brain stimulation in fibromyalgia: a meta-analysis and meta-regression of randomized controlled trials. *Rheumatology*, 55(8), 1507-1517.

*68 Okada, T., Tanaka, M., Kuratsune, H., Watanabe, Y., & Sadato, N.(2004). Mechanisms underlying fatigue: a voxel-based morphometric study of chronic fatigue syndrome. *BMC neurology*, 4(1), 14.

*69 Mizuno, K., Tanaka, M., Yamaguti, K., Kajimoto, O., Kuratsune, H., & Watanabe, Y.(2011). Mental fatigue caused by prolonged cognitive load associated with sympathetic hyperactivity. *Behavioral and brain functions*, 7(1), 17.

*70 Tajima, S., Yamamoto, S., Tanaka, M., Kataoka, Y., Iwase, M., Yoshikawa, E., ... & Ouchi, Y.(2010). Medial orbitofrontal cortex is associated with fatigue sensation. *Neurology research international, 2010.*

* 71 Piccirillo, J. F. (2016). Transcranial Magnetic Stimulation for Chronic Tinnitus. *Jama*, 315(5), 506-507.

* 72 Folmer, R. L., Theodoroff, S. M., Casiana, L., Shi, Y., Griest, S., & Vachhani, J.(2015). Repetitive transcranial magnetic stimulation treatment for chronic tinnitus: a randomized clinical trial. *JAMA otolaryngology-head & neck surgery*, 141(8), 716-722.

* 73 McClelland, J., Bozhilova, N., Campbell, I., & Schmidt, U.(2013). A systematic review of the effects of neuromodulation on eating and body weight: evidence from human and animal studies. *European Eating Disorders Review*, 21(6), 436-455.

* 74 Brooks, S. J., Owen, G. O., Uher, R., Friederich, H. C., Giampietro, V., Brammer, M., ... & Campbell, I. C.(2011). Differential neural responses to food images in women with bulimia versus anorexia nervosa. *PLoS One*, 6(7), e22259.

* 75 Brooks, S. J., Rask-Andersen, M., Benedict, C., & Schiöth, H. B.(2012). A debate on current eating disorder diagnoses in light of neurobiological findings: is it time for a spectrum model?. *BMC psychiatry*, 12(1), 76.

* 76 Gorelick, D. A., Zangen, A., & George, M. S.(2014). Transcranial magnetic stimulation in the treatment of substance addiction. *Annals of the New York Academy of Sciences*, 1327(1), 79-93.

*77 Girardi, P., Rapinesi, C., Chiarotti, F., Kotzalidis, G. D., Piacentino, D., Serata, D., ... & Brugnoli, R.(2015). Add-on deep transcranial magnetic stimulation(dTMS) in patients with dysthymic disorder comorbid with alcohol use disorder: a comparison with standard treatment. *The World Journal of Biological Psychiatry*, 16(1), 66-73.

*78 http://www.neuronixmedical.com/neuroAD/

*79 Rabey, J. M., Dobronevsky, E., Aichenbaum, S., Gonen, O., Marton, R. G., & Khaigrekht, M. (2013). Repetitive transcranial magnetic stimulation combined with cognitive training is a safe and effective modality for the treatment of Alzheimer's disease: a randomized, double-blind study. *Journal of Neural Transmission*, 120(5), 813-819.

*80 Lee, J., Choi, B. H., Oh, E., Sohn, E. H., & Lee, A. Y.(2016). Treatment of Alzheimer's disease with repetitive transcranial magnetic stimulation combined with cognitive training: a prospective, randomized, double-blind, placebo-controlled study. *Journal of Clinical Neurology*, 12(1), 57-64.

*81 Rabey, J. M., & Dobronevsky, E.(2016). Repetitive transcranial magnetic stimulation(rTMS) combined with cognitive training is a safe and effective modality for the treatment of Alzheimer's disease: clinical experience. *Journal of Neural Transmission*, 123(12), 1449-1455.

*82 Nguyen, J. P., Suarez, A., Kemoun, G., Meignier, M., Le Saout, E., Damier, P., ... & Lefaucheur, J. P. (2017). Repetitive transcranial magnetic stimulation combined with cognitive training for the treatment of Alzheimer's disease. *Neurophysiologie Clinique/Clinical Neurophysiology*, 47(1), 47-53.

*83 Nardone, R., Tezzon, F., Höller, Y., Golaszewski, S., Trinka, E., & Brigo, F.(2014). Transcranial magnetic stimulation (TMS)/repetitive TMS in mild cognitive impairment and Alzheimer's disease. *Acta Neurologica Scandinavica*, 129(6), 351-366.

*84 Avirame, K., Stehberg, J., & Todder, D.(2016). Benefits of deep Transcranial Magnetic Stimulation in Alzheimer disease: case series. *The Journal of ECT*, 32(2), 127-133.

*85 Coppi, E., Ferrari, L., Nuara, A., Chieffo, R., Houdayer, E., Ambrosi, A., ... & Magnani, G.(2016). Repetitive Transcranial Magnetic Stimulation(rTMS) applied with H-coil in Alzheimer's disease: A placebo-controlled, double-blind, pilot study. *Clinical Neurophysiology*, 127(4), e148-e149.

*86 Killingsworth, M. A., & Gilbert, D. T.(2010). A wandering mind is an unhappy mind. *Science*, 330(6006), 932.

*87 www.trackyourhappiness.org

*88 Raichle, M. E., MacLeod, A. M., Snyder, A. Z., Powers, W. J., Gusnard, D. A., & Shulman, G. L. (2001). A default mode of brain function. *Proceedings of the National Academy of Sciences*, 98(2), 676-682.

*89 Bero, A. W., Yan, P., Roh, J. H., Cirrito, J. R., Stewart, F. R., Raichle, M. E., ... & Holtzman, D. M.(2011). Neuronal activity regulates the regional vulnerability to amyloid- [beta] deposition. *Nature neuroscience*, 14(6), 750-756.

*90 Brewer, J. A., Garrison, K. A., & Whitfield-Gabrieli, S.(2013). What about the "self" is processed in the posterior cingulate cortex?. *Frontiers in human neuroscience*, 7.

*91 Brewer, J. A., Worhunsky, P. D., Gray, J. R., Tang, Y. Y., Weber, J., & Kober, H.(2011). Meditation experience is associated with differences in default mode network activity and connectivity. *Proceedings of the National Academy of Sciences*, 108(50), 20254-20259.

*92 Gusnard, D. A., Akbudak, E., Shulman, G. L., & Raichle, M. E.(2001). Medial prefrontal cortex and self-referential mental activity: relation to a default mode of brain function. *Proceedings of the National Academy of Sciences*, 98(7), 4259-4264.

*93 Price, J. L., & Drevets, W. C.(2010). Neurocircuitry of mood disorders. *Neuropsychopharmacology*, 35(1), 192.

* 94 Tajima, S., Yamamoto, S., Tanaka, M., Kataoka, Y., Iwase, M., Yoshikawa, E., ... & Ouchi, Y. (2010). Medial orbitofrontal cortex is associated with fatigue sensation. *Neurology research international, 2010.*

* 95 Price, J. L., & Drevets, W. C.(2010), op. cit., 192.

* 96 Messina, I., Bianco, F., Cusinato, M., Calvo, V., & Sambin, M. (2016). Abnormal default system functioning in depression: implications for emotion regulation. *Frontiers in psychology*, 7.

* 97 Tang, Y. Y., Hölzel, B. K., & Posner, M. I.(2015). The neuroscience of mindfulness meditation. *Nature Reviews. Neuroscience*, 16(4), 213.

* 98 Ratey, J. J., & Hagerman, E.(2008). Spark: *The revolutionary new science of exercise and the brain.* Little Brown & Company.

* 99 Brewer, J. A., Davis, J. H., & Goldstein, J.(2013). Why is it so hard to pay attention, or is it? Mindfulness, the factors of awakening and reward-based learning. *Mindfulness*, 1-6.

* 100 http://www.deplin.com

* 101 http://health.suntory.co.jp/omega/homeroom/

* 102 Söderberg, M., Edlund, C., Kristensson, K., & Dallner, G. (1991). Fatty acid composition of brain phospholipids in aging and in Alzheimer's disease. *Lipids*, 26(6), 421.

*103 Hibbeln, J. R. (1998). Fish consumption and major depression. *Lancet*, 351(9110), 1213.

*104 Valls-Pedret, C., Sala-Vila, A., Serra-Mir, M., Corella, D., de la Torre, R., Martínez-González, M. Á., ... & Estruch, R. (2015). Mediterranean diet and age-related cognitive decline: a randomized clinical trial. *JAMA internal medicine*, 175(7), 1094-1103.

*105 Féart, C., Samieri, C., Rondeau, V., Amieva, H., Portet, F., Dartigues, J. F., ... & Barberger-Gateau, P. (2009). Adherence to a Mediterranean diet, cognitive decline, and risk of dementia. *JAMA*, 302(6), 638-648.

*106 Singh, B., Parsaik, A. K., Mielke, M. M., Erwin, P. J., Knopman, D. S., Petersen, R. C., & Roberts, R. O. (2014). Association of mediterranean diet with mild cognitive impairment and Alzheimer's disease: a systematic review and meta-analysis. *Journal of Alzheimer's disease*, 39(2), 271-282.

*107 Lourida, I., Soni, M., Thompson-Coon, J., Purandare, N., Lang, I. A., Ukoumunne, O. C., & Llewellyn, D. J.(2013). Mediterranean diet, cognitive function, and dementia: a systematic review. *Epidemiology*, 24(4), 479-489.

*108 Sofi, F., Abbate, R., Gensini, G. F., & Casini, A.(2010). Accruing evidence on benefits of adherence to the Mediterranean diet on health: an updated systematic review and meta-analysis.

The American Journal of Clinical Nutrition, 92(5), 1189-1196.

*109 Rijpma, A., Meulenbroek, O., & Rikkert, M. O.(2014). Cholinesterase inhibitors and add-on nutritional supplements in Alzheimer's disease: A systematic review of randomized controlled trials. *Ageing research reviews*, 16, 105-112.

*110 Goldapple, K., Segal, Z., Garson, C., Lau, M., Bieling, P., Kennedy, S., & Mayberg, H. (2004). Modulation of cortical-limbic pathways in major depression: treatment-specific effects of cognitive behavior therapy. *Archives of general psychiatry*, 61(1), 34-41.

*111 Hölzel, B. K., Carmody, J., Evans, K. C., Hoge, E. A., Dusek, J. A., Morgan, L., ... & Lazar, S. W.(2009). Stress reduction correlates with structural changes in the amygdala. *Social cognitive and affective neuroscience*, 5(1), 11-17.

*112 Fox, K. C., Nijeboer, S., Dixon, M. L., Floman, J. L., Ellamil, M., Rumak, S. P., ... & Christoff, K.(2014). Is meditation associated with altered brain structure? A systematic review and meta-analysis of morphometric neuroimaging in meditation practitioners. *Neuroscience & Biobehavioral Reviews*, 43, 48-73.

*113 Brewer, J. A., Worhunsky, P. D., Gray, J. R., Tang, Y. Y., Weber, J., & Kober, H.(2011). Meditation experience is associated with differences in default mode network activity and connectivity. *Proceedings of the National Academy of Sciences*, 108(50), 20254-20259.

*114 Tang, Y. Y., Hölzel, B. K., & Posner, M. I.(2015). The neuroscience of mindfulness meditation. *Nature Reviews. Neuroscience*, 16(4), 213.

*115 https://www.umassmed.edu/cfm/mindfulness-based-programs/mbsr-courses/mbsr-online/

*116 Kabat-Zinn, J., Lipworth, L., & Burney, R. (1985). The clinical use of mindfulness meditation for the self-regulation of chronic pain. *Journal of Behavioral Medicine*, 8(2), 163-190.

*117 Cramer, H., Haller, H., Lauche, R., & Dobos, G.(2012). Mindfulness-based stress reduction for low back pain. A systematic review. *BMC complementary and alternative medicine*, 12(1), 162.

*118 Kabat-Zinn, J., Wheeler, E., Light, T., Skillings, A., Scharf, M. J., Cropley, T. G., ... & Bernhard, J. D.(1998). Influence of a mindfulness meditation-based stress reduction intervention on rates of skin clearing in patients with moderate to severe psoriasis undergoing photo therapy(UVB) and photochemotherapy(PUVA). *Psychosomatic medicine*, 60(5), 625-632.

*119 Stern, Y.(2012). Cognitive reserve in ageing and Alzheimer's disease. *The Lancet Neurology*, 11(11), 1006-1012.

*120 Bero, A. W., Yan, P., Roh, J. H., Cirrito, J. R., Stewart, F. R., Raichle, M. E., ... & Holtzman, D. M.(2011). Neuronal activity regulates the regional vulnerability to amyloid-［β］ deposition.

Nature neuroscience, 14(6), 750-756.

＊121 Ratey JJ, Hagerman E. Spark:The revolutionary new science of exercise and the brain. Little Brown and Company. 2008（日本語版『脳を鍛えるには運動しかない！』ＮＨＫ出版）

＊122 Norton, S., Matthews, F. E., Barnes, D. E., Yaffe, K., & Brayne, C.(2014). Potential for primary prevention of Alzheimer's disease: an analysis of population-based data. *The Lancet Neurology*, 13(8), 788-794.

＊123 Sofi, F., Valecchi, D., Bacci, D., Abbate, R., Gensini, G. F., Casini, A., & Macchi, C. (2011). Physical activity and risk of cognitive decline: a meta-analysis of prospective studies. *Journal of Internal Medicine*, 269(1), 107-117

＊124 Iwamoto, G. A., Wappel, S. M., Fox, G. M., Buetow, K. A., & Waldrop, T. G. (1996). Identification of diencephalic and brainstem cardiorespiratory areas activated during exercise. *Brain research*, 726(1), 109-122.

＊125 http://www.huffingtonpost.com/2013/08/11/how-this-harvard-psycholo_n_3727229.html

＊126 http://news.harvard.edu/gazette/story/2017/04/over-nearly-80-years-harvard-study-has-been-showing-how-to-live-a-healthy-and-happy-life/

Note

國家圖書館出版品預行編目(CIP)資料

照照大腦，根治病痛：用磁波消除疲勞失眠，有效止痛，改善憂鬱、失智症 / 久賀谷亮作；藍嘉楹譯.-- 初版. -- 新北市：世茂, 2020.08
面；　公分. --（生活健康；B482）

ISBN 978-986-5408-27-5（平裝）

1.電療法 2.腦部

418.9324　　109008253

生活健康 B482

照照大腦，根治病痛：用磁波消除疲勞失眠，有效止痛，改善憂鬱、失智症

作　　者 / 久賀谷 亮
譯　　者 / 藍嘉楹
主　　編 / 楊鈺儀
編　　輯 / 陳怡君
封面設計 / Chun-Rou Wang
出 版 者 / 世茂出版有限公司
地　　址 / (231)新北市新店區民生路19號5樓
電　　話 / (02)2218-3277
傳　　真 / (02)2218-3239（訂書專線）、(02)2218-7539
劃撥帳號 / 19911841
戶　　名 / 世茂出版有限公司
單次郵購總金額未滿500元（含），請加50元掛號費
世茂網站 / www.coolbooks.com.tw
排版製版 / 辰皓國際出版製作有限公司
印　　刷 / 世和彩色印刷股份有限公司
初版一刷 / 2020年8年

ＩＳＢＮ / 978-986-5408-27-5
定　　價 / 320元

NOU KARA KARADA WO NAOSU
BY Akira KUGAYA